YOGA

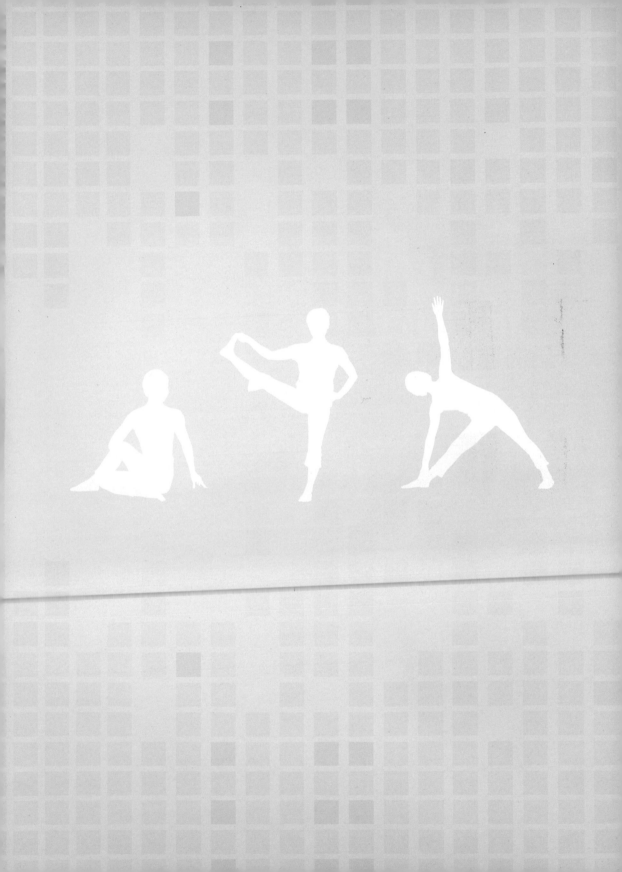

YOGA

全圖解 正確學瑜伽

94 種標準瑜伽姿勢完全解析

Watamoto YOGA Studio RIE ◎著

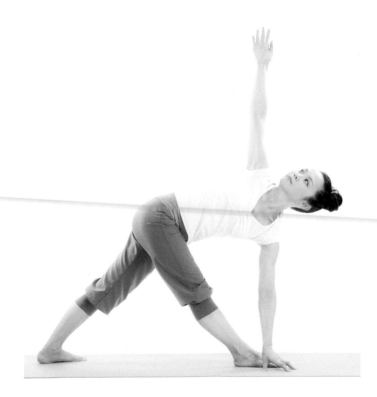

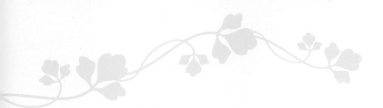

前言

為何持續練瑜伽的人，看起來總是容光煥發呢？

這是因為瑜伽能夠培育出一顆瞭解自我真實面貌，進而信賴並愛惜自己的心。

同時，瑜伽也會令人開始思索自己人生在世該扮演的角色，這麼一來，人自然會變得能與周遭事物和睦共處，並把自己「獨一無二的個性」發揮到淋漓盡致，認真去過每一天。正是這股由內而外散發出來的能量，使人變得神采飛揚。

要花多久時間日積月累的練習，才能自然萌生出這種心境呢？

日常生活中，我們難免會與周遭事物比較，產生自卑感。身體的每一吋細胞，經常敏感的承受著你散發出的訊息。所以一旦出現像「為何辦不到！」等否定自己的心情時，身體便會驀然緊張而僵硬起來。

修習瑜伽姿勢也是同樣道理。一旦無法隨心所欲擺出姿勢時，便「責備」身體，如果勉強加重動作，身體就會變得僵硬，心靈也會封閉起來。

相反的，當內心抱持著「沒關係，照自己的步調來就好」的想法後，身體反而會感到安心，並變得柔軟。

在與身體對話的同時，接受自己的弱點和極限，重複進行著舒

緩的深呼吸……在這段全神貫注的過程中，內心應該會出現片刻的安穩平靜。趁這個時候強化加重姿勢，您將會邂逅到自身未知的可能性。

當您日復一日經歷這樣神妙的時刻後，您會發覺日常價值觀甚至意識都會逐步開始變化。由原先下意識地與他人比較，判別優劣的價值觀，轉變成基於愛、溫柔與和諧的觀點來判斷事物。

我們經常對日常瑣事，感到焦頭爛額或是惶恐不安吧？

但這一切都是由自己的心境來決定的，端看每個人要怎樣去接受。

也許剛接觸瑜伽的您，心境無法在一時之間產生變化。儘管如此，藉由創造正視自我的時間，培養對自己和他人懷抱感謝的一顆心，也能引導人生邁向快樂的道路。

本書將透過瑜伽，培養心靈的細膩程度，讓能夠引導知覺的暗示散布於全身各個角落。

若本書能幫助各位達到「自我啟發」的作用，那是再好不過的了。

Watamoto YOGA Studio RIE

3

CONTENTS

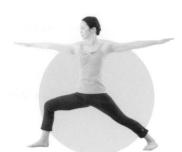

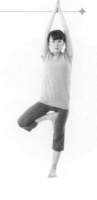

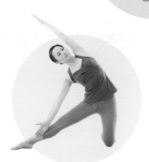

PART 2 主要體位法導覽

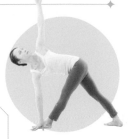
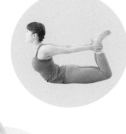
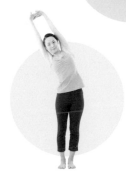

PART 3 深入探討瑜伽

❶ 注意事項

- 孕婦、患病或療養中的讀者，請事先諮詢醫師後再修習。
- 當身體出現腰痠背痛、髖關節產生異常感、受傷或有不適感者，請諮詢醫生和相關專業人士後再修習。
- 自覺身體狀況不佳或疲倦時請停止練習。
- 請勿在飲酒過後修習瑜伽。
- 在修習瑜伽體位法的途中，若出現疼痛或不適感請立刻停止動作，並諮詢醫生。
- 對於練習瑜伽衍生的任何問題，本書作者和出版社概不負責，請斟酌個人身體狀況，自行承擔風險及責任。

⚜ 本書架構及閱讀方法

接下來為您解說本書的架構及「PART2 體位法導覽」的符號和重點。本書彙整許多正確修習瑜伽所需的資訊，請務必先詳讀後再親身實踐。

�֎ 本書架構及使用方式

本書分成三大單元，各單元的功用和特徵，請參考以下說明。

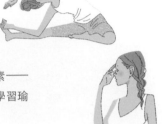

瞭解瑜伽基礎⋯

PART **1** 瑜伽的基礎知識 P.13

詳盡解說瑜伽的基礎認知以及瑜伽三要素——「冥想」、「體位法」、「呼吸法」，來學習瑜伽的基礎。

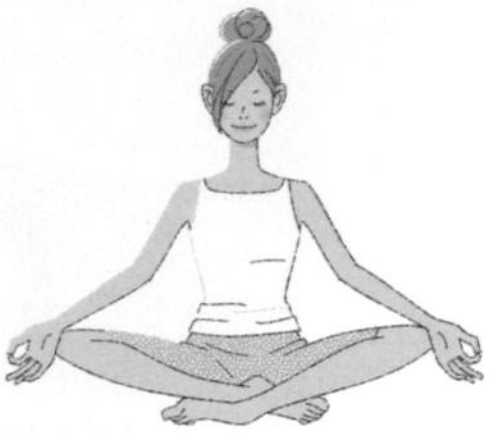

瞭解體位法的特徵和重點⋯

PART **2** 主要體位法導覽 P.29

介紹約90種瑜伽體位法。詳細說明體位法的由來、名稱、功效和正確修習的重點。同時收錄許多對修習體位法很有幫助的資訊，像熱身和冷卻運動、太陽禮拜體位法等。

- ·站姿體位法
- ·坐姿體位法
- ·扭轉體位法
- ·平衡體位法
- ·前彎體位法
- ·後彎體位法
- ·倒轉體位法
- ·放鬆體位法

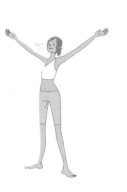

想深入瞭解瑜伽世界⋯

PART **3** 深入探討瑜伽 P.173

學習瑜伽的歷史、流派、基本理念的八支功法和脈輪。也一併收錄能深度瞭解瑜伽的相關知識。

❀ 體位法導覽的閱讀方法

「Part2　體位法導覽（P.29）」，匯集了眾多關於體位法的實踐及加強方式，請參考重點來提高鍛鍊效果。

❶ 體位法的難易度

我們依身體軟硬度、肌肉量與瑜伽的適應度等方面，進行整體性評估後，將程度分成三個等級。請參考等級，挑選您要修習的體位法。　初級　中級　高級

❷ 體位法資訊

各種體位法的資料。包含對身心有何種作用的「主要功效」及安全修習體位法的「小叮嚀」。

❸ 有效部位

標記能使身體得到效果的重點部位。修習體位法時，請確認這些部位是否有確實伸展到，以及有無出現負荷感。

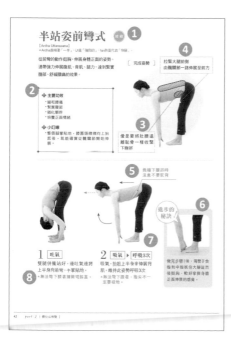

❹ 完成姿勢的重點

做出正確姿勢的重點。說明欲完成體位法時，頭、手臂、腳等部位該怎麼做。練習前請先確認好需要感覺、伸展的部位。

❺ 體位法修習注意事項

體位法的練習過程中，必須特別留意的要點。以紅色箭頭標示動作方向，綠色箭頭標示視線方向，進行淺顯易懂的說明。

❻ 進階鍛鍊的重點

想以正確對位的姿勢（P.184）來熟練、加強體位法的重點。

❽ 給初學者的小叮嚀

介紹給尚未熟練瑜伽者，不會造成身體負擔的修習方法。勉強擺出體位法，往往是導致受傷的原因，所以請參考建議來練習吧！

❼ 呼吸

讓您一目了然修習瑜伽時，最重要的呼吸時機點和吐納法。修習時，請採用腹式呼吸法或完全呼吸法（P.24）。

吸氣	從鼻子吸氣。
吐氣	從鼻子吐氣。
呼吸	保持固定動作，重複指定的呼吸次數。
自然呼吸	依個人需求重複進行吸氣、吐氣。

變化體位法

本書也有針對想加重負荷或獲得其他功效者的變化體位法。請在體能允許的範圍內來挑戰看看吧！

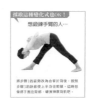

主要體位法圖解 Index

本圖解目錄彙整了書中收錄的所有體位法，讓在您想練習時能夠一眼就找到所需體位法。

※關於體位法的名稱和記載，皆源自於「綿本瑜伽工作室」。

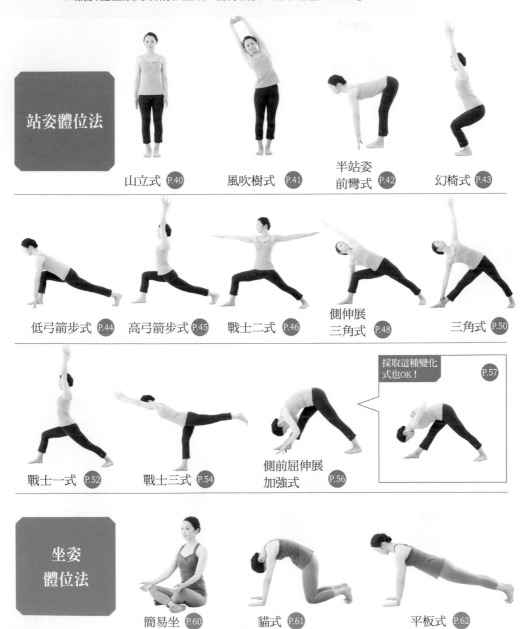

站姿體位法

山立式 P.40　　風吹樹式 P.41　　半站姿前彎式 P.42　　幻椅式 P.43

低弓箭步式 P.44　　高弓箭步式 P.45　　戰士二式 P.46　　側伸展三角式 P.48　　三角式 P.50

戰士一式 P.52　　戰士三式 P.54　　側前屈伸展加強式 P.56　　採取這種變化式也OK！ P.57

坐姿體位法

簡易坐 P.60　　貓式 P.61　　平板式 P.62

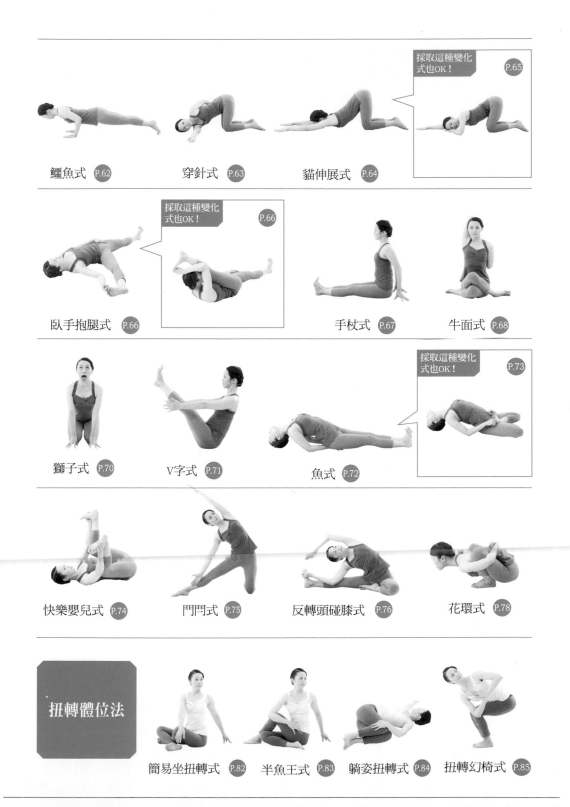

鱷魚式 P.62　　穿針式 P.63　　貓伸展式 P.64

採取這種變化式也OK！ P.65

臥手抱腿式 P.66

採取這種變化式也OK！ P.66

手杖式 P.67　　牛面式 P.68

獅子式 P.70　　V字式 P.71　　魚式 P.72

採取這種變化式也OK！ P.73

快樂嬰兒式 P.74　　門閂式 P.75　　反轉頭碰膝式 P.76　　花環式 P.78

扭轉體位法

簡易坐扭轉式 P.82　　半魚王式 P.83　　躺姿扭轉式 P.84　　扭轉幻椅式 P.85

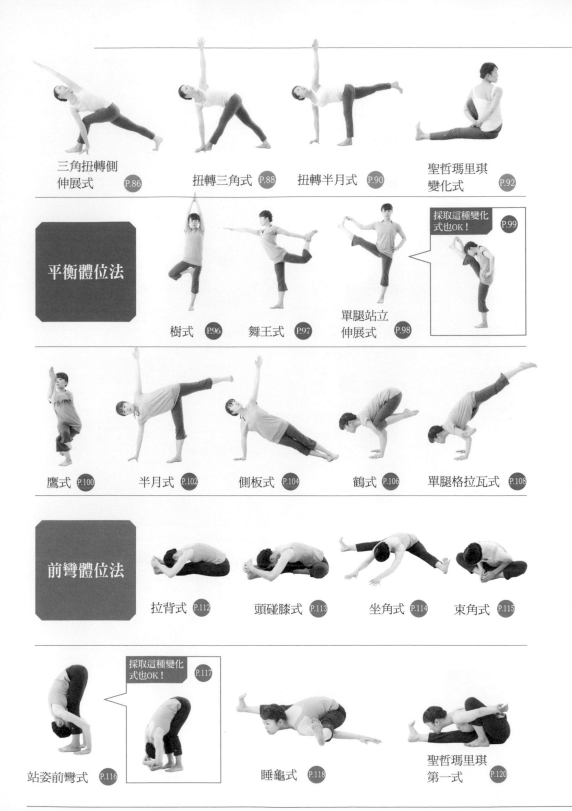

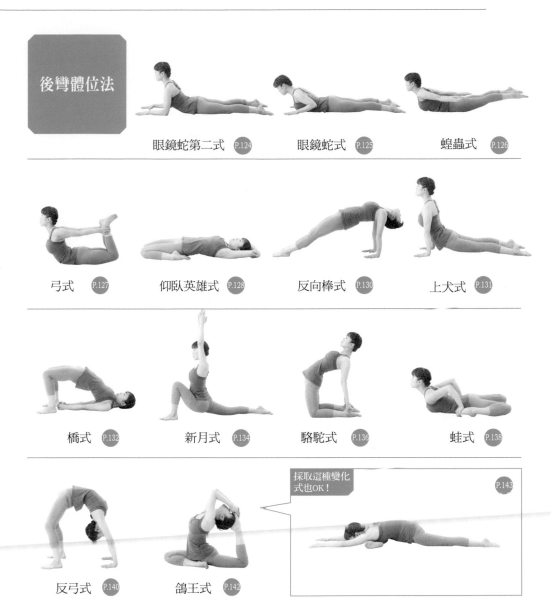

後彎體位法

眼鏡蛇第二式 P.124　　眼鏡蛇式 P.125　　蝗蟲式 P.126

弓式 P.127　　仰臥英雄式 P.128　　反向棒式 P.130　　上犬式 P.131

橋式 P.132　　新月式 P.134　　駱駝式 P.136　　蛙式 P.138

反弓式 P.140　　鴿王式 P.142

採取這種變化式也OK！ P.143

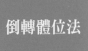

倒轉體位法

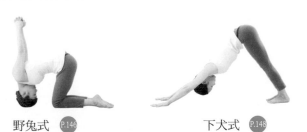

野兔式 P.146　　下犬式 P.148

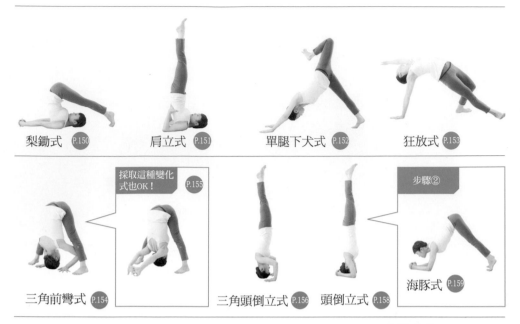

梨鋤式 P.150　　肩立式 P.151　　單腿下犬式 P.152　　狂放式 P.153

採取這種變化式也OK！ P.155

步驟②

三角前彎式 P.154　　三角頭倒立式 P.156　　頭倒立式 P.158　　海豚式 P.159

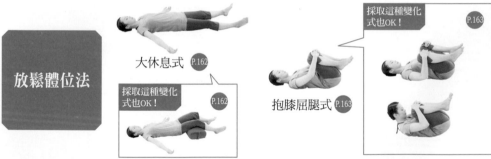

放鬆體位法

大休息式 P.162

採取這種變化式也OK！ P.162

採取這種變化式也OK！ P.163

抱膝屈腿式 P.163

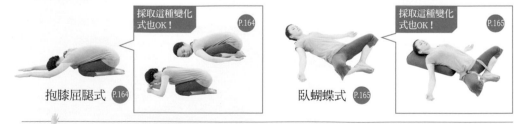

採取這種變化式也OK！ P.164

採取這種變化式也OK！ P.165

抱膝屈腿式 P.164

臥蝴蝶式 P.165

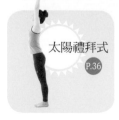

太陽禮拜式 P.36

獨創課程

・初級課程A・B
・晨間課程
・睡前課程
・纖體課程

・排毒課程
・矯正骨盆課程
・療癒課程
・挑戰頭立式 P.166

PART

1

瑜伽的基礎知識

開始練習瑜伽之前，先來瞭解瑜伽的基礎知識吧！先從意外地鮮為人知的瑜伽本質開始談起，並分別對於構成瑜伽的三要素：「體位法」、「呼吸法」、「冥想」進行詳盡的解說。此外，本書收錄了身體構造、各部位的用處、加倍提昇瑜伽效果、如何愉悅地修習瑜伽等各種資訊。親身實踐前，請先深入的瞭解瑜伽吧！

瑜伽備受推崇的5大原因

日本修習瑜伽的人口，估計有超過100萬人以上，而且人數還在逐年增加。瑜伽為什麼能夠風靡千萬人呢？在此向您解釋其原因及瑜伽的魅力。

1 舒緩身心 帶來爽快感

修習瑜伽能讓肢體得到舒適的伸展，促進全身血液循環，也許消除倦怠感和舒緩疲勞，讓身體變得輕鬆愉悅。亦可去除雜念，擁有面對自我的時間，將內心的鬱悶情緒一掃而空。

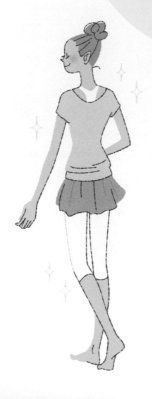

2 極具減肥效果 雕塑窈窕體態

瑜伽屬於有氧運動，持續修習能提昇新陳代謝，打造易瘦體質。軀幹經過鍛鍊後，也能輕易雕塑出優美的身體曲線。瑜伽也兼具精神層面的功效，能調適因壓力或不安感所引起的暴飲暴食狀況。

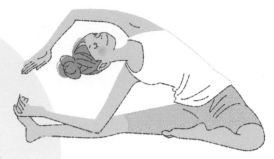

3 幫助體內排毒，打造水嫩美肌

練瑜伽可以提高新陳代謝，排出體內的老舊廢物，不僅能消除水腫，還能使肌膚恢復彈性，充滿水潤光澤，並有促進淋巴循環，改善肌膚暗沉，使人容光煥發的效果。

4 舒緩各種身心不適症狀，重拾健康

修習瑜伽時，不斷重複深呼吸，能夠促進全身血液循環，驅除俗稱萬病之源的體內寒氣，還能改善腰痠背痛和婦女病的不適症狀。排出體內的疲勞物質後，也較不容易囤積疲勞。

5 藉由深呼吸調整自律神經

正確「呼吸」，便能調整掌管身心各種器官的自律神經。以瑜伽重複有意識的深呼吸，能使交感神經和副交感神經達到平衡，進而調整自律神經，達到提高身體的免疫力和自癒力的效果。

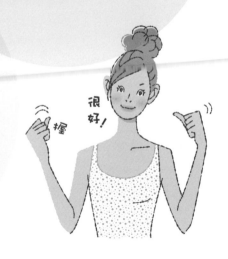

很好！
握

何謂瑜伽？

瑜伽，由於其減肥和舒緩身心的效果而備受矚目，但若能理解瑜伽的本質，相信修習時將更能樂在其中。首先讓我們來學習瑜伽的基本概念吧！

瑜伽對身心健康都有許多好處

日本學習瑜伽的人口逐年增加，在2010年估計已突破100萬人。瑜伽之所以會如此廣受歡迎，是因為對身心有好功效。瑜伽不僅能帶給身體健康及美麗，對精神層面也很有幫助。

那麼，為何修習瑜伽活動身體，也能發揮心理層面的效果呢？因為瑜伽正是為了將心靈導引到理想狀態而誕生的。

瑜伽一詞源自於梵語的「Yuj」，意思是「上軛（軛為駕馭牛馬拉貨物的木樑）」。就字面意義來看，瑜伽的目的是要安撫狂燥的牛馬，令其紊亂的心緒集中，導引至理想狀態的一種鍛鍊法。

瑜伽的目的在於陰陽調和調整心靈平衡

那麼何謂理想的心理狀態呢？就瑜伽的角度而言，當充滿霸氣且幹勁十足的「陽」之心，與心平氣和的「陰」之心達到平衡，便是所謂的理想狀態。

一般而言，陽盛陰衰者雖充滿幹勁，卻容易出現強迫周遭人事物的傾向；而陰盛陽衰者則會讓人心態流於消極。

經由練習瑜伽，可調適內心的陰陽失衡，使心神趨於安定、堅毅的理想狀態。

最重要的是正視自己接納最真實的自我

為了將內心引導至理想狀態，重點在於面對自我，並觀察自己的精神和身體狀態。接納自身的不完美以及最真實的面貌。

盡量營造出能沉靜面對內在自我的環境，是修習瑜伽的一大重點。

身處在這樣的環境中，日復一日的修習瑜伽後，你將能隨時隨地感受到「自己的存在價值」，達到無入而不自得的境界。瑜伽認為，安然自得的心境是達到內心陰陽平衡的必備條件。

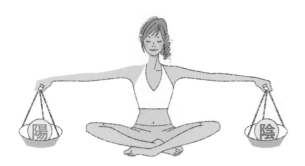

「瑜伽」是透過體位法和呼吸法
來精進冥想的方法

　　為了維持內心理想狀態所衍生而出的瑜伽，最初主要是已將心淨空的「冥想」為主體，以「頓悟」為終極目標。所謂頓悟，是體會到自己與世間萬物合而為一，察覺自我生存價值，進而對自己和周遭萬物懷抱慈愛及感恩之心。

　　然而，光憑控制心靈達到頓悟境界是很困難的。為此，瑜伽除了藉由調整密切關聯到心靈的「身體」和「呼吸」來調心之外，也衍生出一套達到頓悟境界的法則，而上述內容皆是現今瑜伽鍛鍊法的原點。

　　擺出「體位法（姿勢）」的同時進行深度「呼吸」，可幫助「冥想」，進而達到調整心靈的功效之效。這就是瑜伽的構成三要素──「冥想」、「體位法」、「呼吸法」的由來。

瑜伽三大要素

冥想

意謂將心靈淨空歸零。當五感收攝、心靈靜止運轉，就能打破自他之間的隔閡，與天地萬物產生一體感，與眾生無差別的體貼之心便會油然而生。

P.26

體位法

asana（體位法）在梵語內代表動作或姿勢。以體位法調整身體，還能間接調心。另一個目的是提昇肌肉、關節、內臟機能，打造柔軟且強健的體魄。

P.18

呼吸法

prana（氣息）是活絡身心的原動力，藉由吸氣和吐氣來調整氣息狀態。只要學會控制呼吸，就能夠調整內心的陰陽調和。

P.22

體位法

提到瑜伽，相信很多人最先浮現在腦海的就是體位法（＝姿勢）。理解體位法的性質和特徵，用正確方式來修習體位法，能帶給身心各式各樣的功效。

用體位法鍛鍊身體
可間接調整心理

瑜伽各式各樣的動作，在梵語中統稱為「Asana」。目的為以修身來調心，提高身體柔軟度，達到鍛鍊筋肉、端正姿勢的效果。

實行體位法時，切記要隨時確認自己的身體狀況，在不勉強自己的前提下進行舒適的伸展才是最重要的。

> ※ 修習體位法前 先來認識「鎖印」
>
> 鎖印意味著縮緊「喉嚨」、「下腹部」、「會陰部」這三部位。修習體位法之際運用鎖印，可控制體內能量的運行。是身體調整對位（P.182）來正確修習瑜伽的必要訣竅。

體位法帶來的好處

矯正姿勢

可矯正歪斜的肩胛骨和骨盆，保持完美協調的姿勢。此外，修習各式各樣的體位法可提高身體柔軟度，降低受傷機率，還有緩和腰痛等效果。

強化肌力和軀幹

由於修習體位法，必須使用全身肌肉來維持一個姿勢，因此能強化肌力。還會鍛鍊到位於體內深處的肌肉（軀幹），讓多餘的脂肪不易累積，使體型凹凸有致。

促進血液循環

藉由伸縮肌肉改善血液循環，可以紓緩肩膀痠痛和慢性疲勞，還能提高新陳代謝，藉此達到消除便秘，排出體內陳舊廢物的效果。

掌握住 5 大體感

在瑜伽認為，掌握好身體的五大體感，便能控制心靈的平衡。因此修習體位法時，要隨時感覺身體五大體感各自的重點。

頸部

頸部是人體極脆弱的位置。讓頸部隨身體順勢而動會產生放鬆感，頸部放鬆不用力還能消除壓力。

POINT
- 不用刻意擺姿勢，將身體交給重力
- 伸展頸部使肩膀遠離耳朵
- 整張臉放鬆

頭部

修習體位法時，讓腦袋保持寂靜，去除一切雜念吧！自然地放鬆身體，比較容易進入冥想狀態。

POINT
- 全身放鬆
- 去除腦內雜念，保持頭腦寂靜
- 緩緩地將視線聚焦於一點

胸部

感受到胸部由內側往外擴展，並徐徐的伸展開來吧！放鬆胸部的肌肉能讓呼吸變得深沉，進而紓解壓力。

POINT
- 想像胸部抬向天空
- 深呼吸將空氣送至肺中
- 肋骨和胸口附近放鬆

脊椎

微縮下腹部，將脊椎舒適地伸展開來吧！只要全身充滿活力，脊椎就會自然伸展開來。

POINT
- 背部放鬆，保持自然的S形弧度
- 將空氣確實送至下腹部
- 注意身體的中心軸

腿部

運用下腹部和骨盆附近的肌肉來穩固骨盆。腳掌確實承受體重，讓下半身穩固地向地板紮根。

POINT
- 以大腳趾、小腳趾根部、腳跟內側和外側這四點踏地
- 骨盆與地板平行

了解身體構造

為了將體位法的效果發揮到淋漓盡致，必須一邊考量骨骼和肌肉的運作，
一邊修習瑜伽。一起來學習自己身體的構造吧！

骨骼　骨骼的用途是支撐身體和維持體型。人體內共有超過200塊的骨骼，請先記住主要的骨骼名稱及位置。

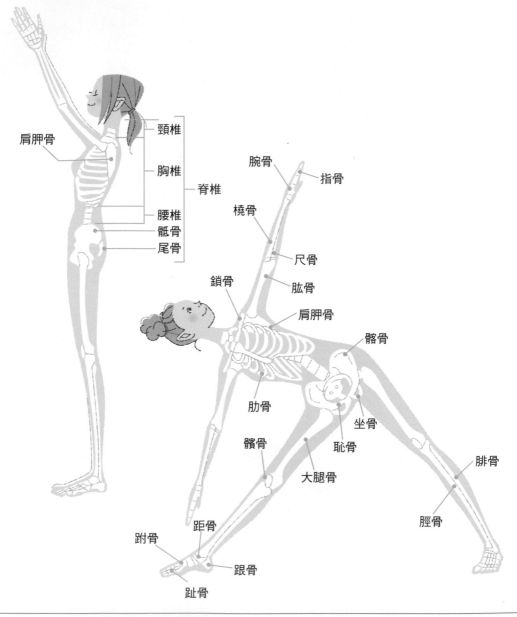

肩胛骨

頸椎
胸椎　脊椎
腰椎
骶骨
尾骨

腕骨　指骨
橈骨
尺骨
肱骨
鎖骨
肩胛骨
髂骨
肋骨
坐骨
髕骨　恥骨
腓骨
大腿骨
脛骨
距骨
跗骨
跟骨
趾骨

肌肉

修習體位法時，必須隨時意識到自己在伸展、強化哪些肌肉部位。在此先來認識人體主要的肌肉。

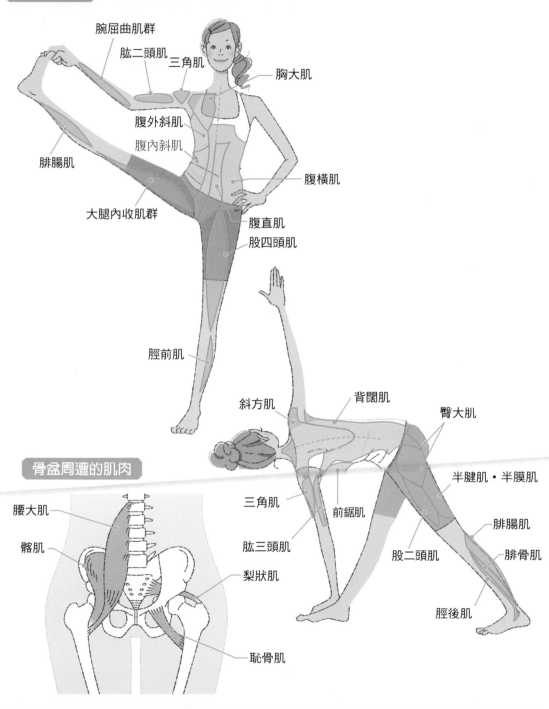

腕屈曲肌群
肱二頭肌
三角肌
胸大肌
腹外斜肌
腹內斜肌
腓腸肌
腹橫肌
大腿內收肌群
腹直肌
股四頭肌
脛前肌

斜方肌
背闊肌
臀大肌
三角肌
前鋸肌
半腱肌・半膜肌
肱三頭肌
腓腸肌
股二頭肌
腓骨肌
脛後肌

骨盆周遭的肌肉

腰大肌
髂肌
梨狀肌
恥骨肌

呼吸法

瑜伽的呼吸法,是種「生命力」引導至體內循環的方法。修習呼吸法時,請比平常更仔細地將意識放在「吸氣」與「吐氣」上。

控制呼吸
讓「氣」灌注至體內

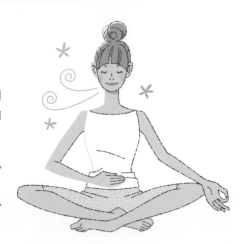

　　所謂呼吸法一詞（Pranayama）,是由兩個代表生命力的字根「Prana（氣）」和「Ayama（停止）」組合而成。

　　具體而言,是以深呼吸來調整體內的氣息,最終讓呼吸平靜的有如「停止」一般。呼吸法能使氣息循環至全身,達到淨化身心的功效。

呼吸法的好處

調整自律神經
穩定情緒

吸氣時,負責緊張感的交感神經的感覺會優先於負責舒緩感的副交感神經,吐氣時則相反。因此進行有意識的呼吸,可調整自律神經並控制情緒。

放鬆身心減輕壓力

進行深而長的呼吸可以放鬆身心,減輕緊張感,進而減緩壓力與紓解疲勞。而深呼吸據說也有助於延年益壽。

提高基礎代謝率
使脂肪容易燃燒

正確的呼吸法可活化肺與內臟的機能,促進血液循環。基礎代謝和體內排毒機能也會變好,有助於脂肪燃燒和改善便秘。

瑜伽呼吸法的規則

呼吸法的基本觀念，就是進行深長的呼吸。一起來學習既能提高呼吸效果，又能舒暢呼吸的訣竅吧！

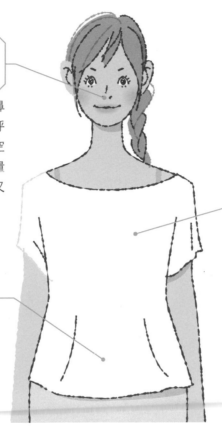

以鼻子呼吸

呼吸法基本上是靠鼻子來進行的。鼻子呼吸不僅能淨化外界空氣，還能調節呼吸量和溫度，進行自然又高品質的呼吸。

進行深長的呼吸

深長緩慢的呼吸能讓驅動肺部的橫隔膜、腹外斜肌等呼吸肌肉動起來。因此可活化內臟機能，改善體內氣息（Prana）的循環。

將意識放在下腹部

肩膀放鬆，將身體重心置於下腹部。一旦肩膀用力，就會無法放鬆的呼吸。

不中斷呼吸

體位法修習到渾然忘我之際，難免會無意識的停止呼吸，導致肌肉痠痛。所以要注意持續呼吸。

將注意力著重在「吐氣」而非「吸氣」

深呼吸的竅門，在著重吐氣勝於吸氣。盡情吐氣，能讓氣（Prana）確實地在體內循環。

代表性呼吸法

呼吸法的目的為調整體內氣息來鎮定心神，呼吸沉靜時可進入更深層的冥想。本單元介紹幾種呼吸的技巧。

腹式呼吸

瑜伽最常見的呼吸法，亦稱「橫隔膜呼吸」。經由分佈在肺和內臟分界處的肌肉筋膜・橫隔膜的上下運動，改變肺部的大小來呼吸。將注意力放在下腹部，並進行緩慢的呼吸。反覆進行此呼吸法可刺激內臟，改善便秘和婦女病不適症狀。

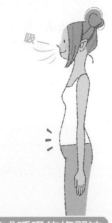

腹式呼吸的修習法

注意力放在肚臍下方，以鼻緩緩吸氣，將空氣蓄積於腹內。吐氣時，將腹內空氣盡數排出，想像肚臍緊貼背部的畫面。

胸式呼吸

運用包覆肺部的肋骨來呼吸，亦稱「肋骨呼吸」。這種活動肋骨使肺部膨大的呼吸法，在日常生活中多為女性所使用。不過肋間肌被肋骨壓迫後，多半會變得僵硬，導致呼吸短淺。因此進行時，要有意識地將胸部朝四周擴展開來。

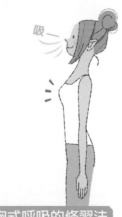

胸式呼吸的修習法

從鼻子緩緩的吸氣，肋骨朝左右張開，胸部向上抬起。吐氣時，想像肋骨放低朝內側逐漸閉合的畫面。修習時要持續緊縮腹部。

完全式呼吸

被瑜伽視為最理想的呼吸法，也就是同時進行腹式呼吸和胸式呼吸。此法會用到整個肺部，所以能將大量的空氣吸收至體內。但肺本身並沒有肌肉，無法自行運動。所以我們要先學會腹式呼吸和胸式呼吸，將兩者修習到運用自如的時候，再來挑戰兩種呼吸法同時進行的「完全式呼吸」吧！

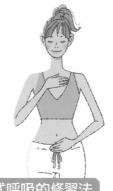

完全式呼吸的修習法

以鼻子吸氣入腹，當腹部膨脹起來後，張開肋骨將空氣吸入胸部。吐氣時，採用胸式呼吸的竅門，將肋骨朝內側閉合並縮緊腹部。手掌置於腹部和胸部上，便可清楚了解到呼吸的動作。

哈達瑜伽呼吸

交互用左右鼻腔的呼吸法。哈達（Hada）的「Ha」意味著太陽（陽），「Da」則代表著月亮（陰）。瑜伽認為右邊鼻子是連接太陽的氣道，左邊鼻子是連接月亮的氣道。只要進行交互呼吸，可達到陰陽調和之效。

頭顱清明呼吸

快速吐氣淨空肺部，將新鮮的空氣吸入體內的呼吸法。以腹式呼吸的竅門來吸氣，然後用力縮緊腹肌，想像發出的鼻息強勁到會咻咻作響般，短促且強勁的吐氣。

勝利呼吸

吸氧時打開整個胸部，下腹部保持緊實，吐氣時氣經過聲帶震動發出「咻——」的摩擦聲，是阿斯坦加瑜伽（P.179）練習時的呼吸法。

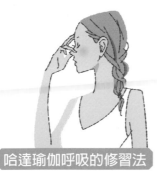

哈達瑜伽呼吸的修習法

右手拇指抵住右鼻翼，無名指抵住左鼻翼。以食指和中指抵住眉間。用拇指壓住右鼻孔，以左鼻孔吸氣後以無名指壓住左鼻孔，暫時停止呼吸。放開大拇指，以右鼻孔緩緩吐氣。左右鼻腔交互進行上述動作。

心念呼吸

依照一定的節奏進行「吸氣」、「止息（Kumbhaka）」、「吐氣」的呼吸法。最終使呼吸「吸氣：止息：吐氣」保持在「1：4：2」的理想比例。

冥想

瑜伽與冥想本為同義。體位法和呼吸法都是用來加深冥想的方法。本單元將帶領各位深入瞭解瑜伽的原始目的——冥想。

收攝五感
療癒疲憊心靈

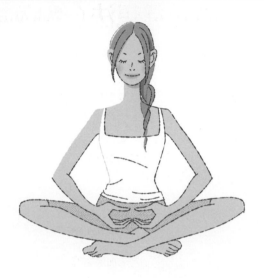

所謂冥想，就是收攝五感，將心神藉著凝視或呼吸（參照右頁）等作法合而為一，使意識集中到極限。進而坦承面對活在當下的自我，而非過去或現在。

冥想會孕育出面對自我的時間，有療癒疲憊心靈，讓心靈達到平衡等效果。

冥想的好處

提高專注力

冥想能去除腦中雜念，提高專注力和記憶力。思緒獲得整頓後，無論置身在職場還是學校，皆能專注精神，效率相對也會提高。

減輕焦躁不安感

坦誠面對自我，能加深自信，減輕焦躁不安的情緒。還能打破內外（自我與他人）的隔閡，讓心靈獲得解放，情緒也會變得穩定。

以正面心態
面對事物

冥想可幫助我們察覺自我價值，愛上最真實和不完美的自己，進而以正面心態來面對事物。

代表性冥想法

在熟練冥想前，很難加深冥想。在此介紹幾種代表性的冥想法，請參考說明，找出適合自己的冥想法。

燭光冥想法（一點凝視法）

是哈達瑜伽（p.178）修習的一種冥想法，亦即專注凝視著燭光。不方便點蠟燭者，可伸出手臂豎起大拇指，將視線集中在大拇指指尖上。除了能放鬆身心外，還可以提高專注力，有效舒緩因使用電子產品所引起的眼球疲勞。

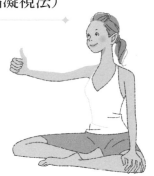

燭光冥想法的修習法

採舒服坐姿，右手筆直伸向前方，豎起大拇指。一邊輕鬆呼吸，一邊凝視大拇指指尖約10秒，然後收回手臂，將大拇指湊向鼻尖，再度凝視指尖。途中儘量不要眨眼。重複上述步驟數次。

呼吸意識冥想法

透過觀察自己的呼吸來加深冥想。請仔細觀察呼吸是深是淺，是以什麼樣的頻率在進行，吐氣時，是哪個身體部位在起伏等。無須在意呼吸方式是好是壞，以舒暢為前提來進行。

呼吸意識冥想法的修習法

採取簡易坐（p.60）後，緩慢呼吸並輕閉眼睛。一邊放鬆的呼吸，一邊觀察自己的呼吸狀態。以「吸氣→吐氣」10次為一循環，總共重複5次循環。

真言讀誦法

「Mantra（真言）」在梵語中為「文字」之意。是種配合呼吸誦唸真言的冥想法，具有提高專注力、使頭腦明晰等效果。至於誦唸的文字並沒有限定，請尋找自己唸起來感覺最舒暢響亮的真言吧！

真言讀誦法的修習法

採取舒適的坐姿，自然的呼吸並誦念真言。放鬆身心持續進行到能專注為止。至於代表性的真言，有「OM」（領悟）和「NAMAHA」（讓渡）。

❋ 以「脈輪」精進冥想

所謂脈輪，是調整延續身心的生命能量「Prana（氣）」的重點，存在於體內各處。經由體位法和呼吸法調整脈輪，使內心陰陽調和，冥想也會更加順利進行。

請參考 P.180 ➤

【 瑜伽必備輔助用具 】

修習瑜伽時,為了不造成身體負擔並安全的修習瑜伽!
建議各位準備好各項輔助用具。

瑜伽墊

將瑜珈墊鋪在地板,在上面練習體位法。可防滑和穩固姿勢。為了避免身體受傷並安全的練習體位法,極力推薦各位使用。瑜伽墊的材質、厚度都不盡相同,挑選自己合用的就好。

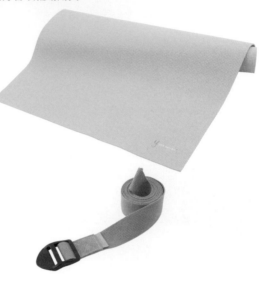

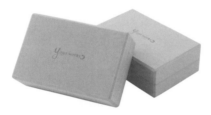

瑜伽磚

修習講究平衡感和柔軟度的體位法時,可將瑜伽磚擺在地上,作為支撐身體的輔具。由於使用範圍廣泛,建議搭配瑜伽墊使用。

伸展帶

修習前彎或大幅邁開步伐的體位法時會用到的輔具。當練習放鬆體位法等需要長久保持身體姿勢的動作時也會派上用場。

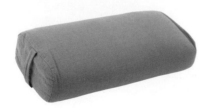

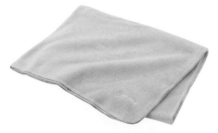

瑜伽枕

修習以撐住身體、放鬆為目的的體位法時,用來維持姿勢的輔具。市售的瑜伽枕有扁平、圓柱等各式各樣的形狀。

瑜伽毯

當左右坐骨貼地時,鋪於臀部可幫助骨盆挺立,或是在冷卻運動時避免身體著涼。也可以大浴巾替代。

PART

2

主要體位法導覽

據說現存於世的體位法超過數百種。本書從中挑選了94種主要且成效最高的體位法，鉅細靡遺的介紹名稱由來、效果和實際修習時需注意的事項。對於練習瑜伽不可或缺的熱身、冷卻運動及體位法的組合，也有詳盡的解說。

開始練瑜伽吧！

本單元介紹修習瑜伽時的必要步驟和安全注意事項。請試著組合本章節中的體位法，設計瑜伽體位法組合課程來修習瑜伽吧！

務必確實進行
熱身運動及冷卻運動

親身體驗瑜伽時，必須在進行體位法前後做好熱身運動和冷卻運動。熱身運動可以暖身並預防受傷，冷卻運動則能平緩身心，消除肌肉疲勞。無論是熱身還是冷卻運動，都必須花時間確實進行，以便獲得最大的效果。

練習體位法的組合課程，不但能避免身體特定部位的負擔，還能活動到全身。建議各位在挑選體位法時，先參考主要體位法的效果和難易度，或是直接練習組合好的體位法課程（P.166）。請務必善用本書的內容來修習瑜伽。

瑜伽的修習流程

為避免受傷且安全的修習瑜伽，先將瑜伽的基本流程牢記在心。

| 【熱身運動】 | 【瑜伽的各種姿勢】 | 【冷卻運動】 |

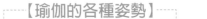

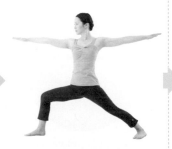

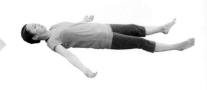

可以鬆開全身各部位，避免身體受傷。暖身也具有讓關節的活動範圍增大的優點。「太陽禮拜式（P.36）」也有鬆開身體的效果，推薦大家多練習。

練習單一體位法固然很好，不過仍建議大家挑選幾個體位法來組合練習。請參考「主要體位法」內的主要效果和難易度，挑選出喜歡的體位法，自行組合練習。

以放鬆體位法（P.160~）為中心來進行。目的在於消除肌肉疲勞，提高動作的效果。請一邊品味瑜伽各姿勢所帶來的餘韻，一邊進行冷卻運動吧！

P.32　　　　　　　P.38~　　　　　　　P.35

修習複數體位法與瑜伽的進步息息相關

自行組合多種體位法來練習，不僅具有擴大肌肉活動範圍、增加身體柔軟度、克服不擅長的體位法等優點，還能使瑜伽技術更上一層樓。

以組合課程來修習各種體位法，以在不受單一體位法的侷限下，以客觀眼光來看自己。這麼一來，在日常生活中也能冷靜凝視自我，從焦躁不安的情緒中得到解放。肌肉重複交替緊繃和收縮及深呼吸，也有助於將意識轉向內心層面。將不同功效的體位法組合修習，便能從多方面來調整身心不適的狀況。

至於練習單一體位法者，要避免不斷重複修習同一個體位法。對動作過度執著，容易鑽牛角尖而心生焦慮，更會導致特定部位的肌肉疼痛。建議大家不妨每天練習不同的體位法，適當地轉換心情。

體位法課程組合重點

請根據下述步驟和注意事項來設計組合課程。先確認好當天的身體狀況和生活作息後，試著替自己打造專屬的瑜伽體位法組合課程。

1 決定組合課程的目的

請考量當天的身心狀況，思考要進行怎樣的調整，這樣組合體位法的目的便會自然浮現出來。決定目的後，進一步思索整套流程連同熱身、冷卻運動大約會花費多少時間，並設定難易度。

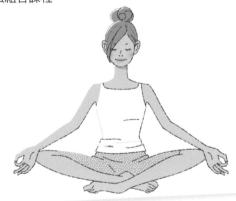

2 挑選要修習的體位法

參考體位法效果和難易程度，挑選要練習的瑜伽體位法吧！雖說可以自由安排體位法，不過建議將運動量大的站姿和倒轉體位法安排在前半段，放鬆效果高的前彎體位法安排在後半段。若是難以決定，請依照「①站姿→②倒立或平衡→③後彎→④坐姿→⑤扭轉→⑥前彎」的順序，各挑選1至2個體位法來練習。

3 流暢地銜接不同體位法

最後要考量的是該如何順暢地銜接下一個體位法。例如，為了以最簡潔的動作銜接下個體位法，從坐姿體位法轉換到站姿體位法時可加入下犬式（P.148）進行「銜接」。流暢地銜接體位法能幫助練習者維持長時間的專注力。

熱身運動

為了安全修習瑜伽，必須以熱身運動放鬆肌肉、關節及溫暖身體。請小心緩慢地活動髖關節、腳踝、脊椎、肩胛骨。

1 放鬆髖關節

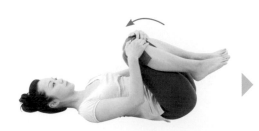

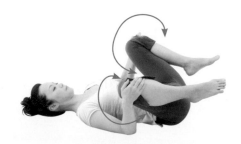

① 仰躺，一邊吐氣一邊以雙手環抱膝蓋。用此姿勢吸一口氣。

② 自然呼吸並輕輕打開膝蓋。從雙腿腿根到膝蓋的部位，各朝內、外轉動5至6圈。注意腰不要離地。

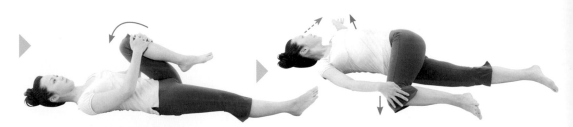

③ 雙手扣住左膝，右腿伸直。邊吐氣邊將彎曲的膝蓋壓近身體，吸一口氣。

④ 邊吐氣邊以右手按住左膝，雙肩保持貼地並將左膝倒向右側。吸一口氣，吐氣的同時左手朝側面打開，呼吸3次。視線看向左手指尖，吸氣並恢復步驟2的姿勢，換腿重複步驟3至4。

2 伸展腳踝

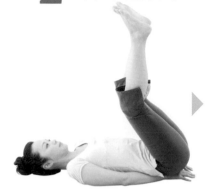

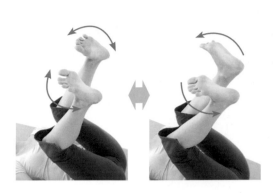

① 仰躺,手掌朝下置於臀部下方。吸氣時下腹部用力,雙腿抬高朝天。

② 一邊自然呼吸,一邊將雙腳腳踝分別朝內、外各旋轉5圈,接下來雙腳腳踝朝同一個方向,向左、右各轉5圈。

3 伸展脊椎

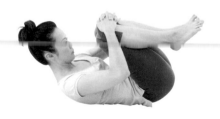

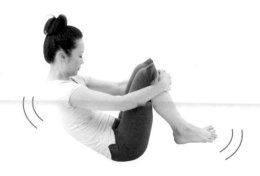

① 仰躺,雙手抱膝,吐氣並抬頭,將額頭靠近膝蓋。想像尾骨朝天的畫面,下腹部用力。

② 一邊自然呼吸,一邊像在替脊椎按摩般將身體朝前後左右搖晃。進行5至6次後,利用反作用力起身,雙膝併攏坐著。

WARM UP

4 伸展肩胛骨

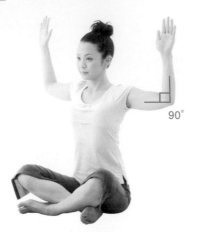

90°

① 採取簡易坐（P.60），吸氣的同時將雙臂張開與肩膀同高，手肘保持90度彎曲。

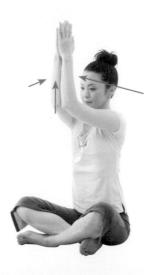

② 一邊吐氣一邊將雙肘與掌心貼合於臉前。在手肘併攏的狀態下吸氣，雙臂往上舉高。手肘放下後吐氣。

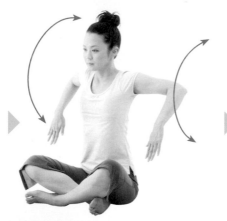

③ 吸氣並將姿勢回到步驟1。自然呼吸的同時將手肘往下緩緩上下揮動。肩膀放鬆，留意雙肘不能低於肩膀，上下揮動5至6次。

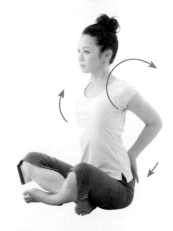

④ 雙手背用力抵住腰部，吸氣時挺胸，兩邊肩胛骨互相靠近後呼吸3次。然後雙肩向外轉5至6圈。

WARM UP

冷卻運動

做完整套瑜伽課程後，請以放鬆體位法為中心進行冷卻運動。最後的大休息式（P.162）進行15分鐘為佳。

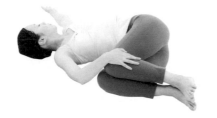

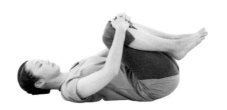

① 採取躺姿扭轉式（P.84）。身體躺向右側，雙腿屈膝。右手按住左膝，邊吸氣邊將左手伸向頭頂。吐氣時打開左手，扭轉上半身後呼吸3次。然後換邊進行相同動作。

② 採取抱膝屈腿式（P.163）。仰躺。邊吐氣邊以雙手環抱雙膝。維持此姿勢呼吸3次。

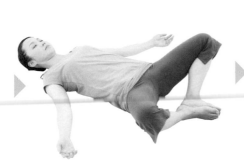

15分鐘

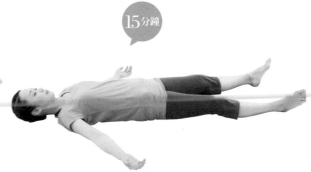

③ 採取臥蝴蝶式（P.165）。恢復仰躺，雙臂沿著體側緩緩伸展，掌心向上。自然呼吸，雙腿屈膝腳掌貼合，腳跟靠近髖關節，呼吸3次。

④ 採取大休息式（P.162）。恢復仰躺，雙腿打開與肩略寬。全身放鬆力氣，重複15分鐘的深呼吸。

COOL DOWN

挑戰太陽禮拜式

太陽禮拜式是連續進行13個基本體位法。重複進行前彎、後彎的體位法來放鬆全身，最適合當作熱身運動。所有體位法左右各做一圈，平均要花5分鐘。

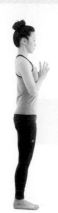
1 採取山立式站姿（P.40）。一邊吐氣一邊合掌於胸前。

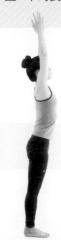
2 吸氣並將雙手張開朝天伸展。合掌於頭頂，視線望向指尖。

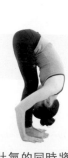
3 吐氣的同時將上半身前傾，手掌貼地。
＊站姿前彎式（P.116）

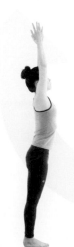
13 吸氣，雙手向旁邊打開朝天伸展，合掌於頭頂。換腿練習1至13的體位法。

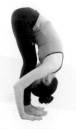
12 吐氣的同時將上半身前傾，手掌貼地。
＊站姿前彎式（P.116）

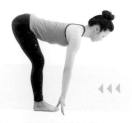
11 吸氣並併攏雙腿，上半身抬到腰的位置，伸展背肌。
＊半站姿前彎式（P.42）

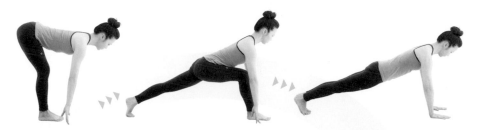

4 吸氣，上半身抬到腰的
位置，伸展背肌。
＊半站姿前彎式 (P.42)

5 吐氣，左腳後跨，右膝
彎曲90度。視線朝向
前方。
＊低弓箭步式 (P.44)

6 吸氣，右腿後跨與
左腿併攏。
＊平板式 (P.62)

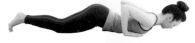

※ 何謂太陽禮拜式？

想像自己是株由太陽孕育而生的
稻穗，將對天地自然的讚美心
情，融入這13個體位法當中。由
於能掌握呼吸和體位法所產生的
連帶感，初學者也能輕易挑戰。
修習時，感受來自體內的生命能
量吧！

7 雙膝貼地，吐氣並胸
部貼地。這時手指確
實張開，腋下收緊。
＊鱷魚式 (P.62)

8 小腿貼地，吸氣時上半
身朝天抬起。
＊眼鏡蛇式 (P.125)

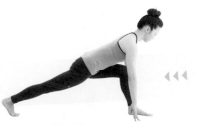

10 吸氣，踮起腳跟，吐氣時
左腳往前跨到雙手之間。
＊低弓箭步式 (P.44)

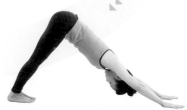

9 吐氣，雙手壓地，臀部向
上抬起。也可用此姿勢重
複呼吸幾次。
＊下犬式 (P.148)

站姿體位法

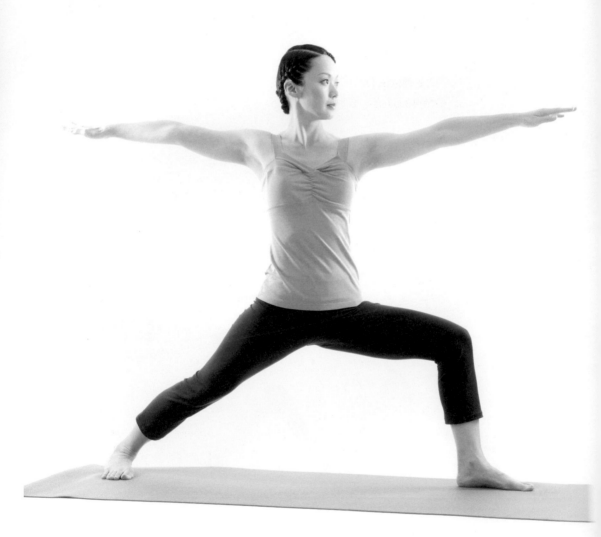

關於站姿體位法

　　泛指所有站立修習的體位法。站姿體位法會使用到身體的大塊肌肉，並充分活動到身體的每一處，是練習瑜伽課程時，首先想推薦給各位實踐的體位法。此外，它能替身心灌注活力，培養正面態度，並促進血液循環和鍛鍊腳力。還具有可意識到軀幹的存在，矯正脊椎和骨盆的歪斜等功效。

　　練習站姿體位法的最大重點，在於腳趾確實張開，整個腳掌踏地。臉和肩膀用力就無法舒暢呼吸，請儘量放鬆上半身。

站姿體位法的練習重點

☑ 以大腳趾、小腳趾根部、腳跟內、外側這四處均勻承受體重。

☑ 注意身體的中心軸。

☑ 修習時要感受能量的方向和流動。

☑ 下腹部微縮，挺起上半身。

本書介紹的主要體位法 ⑫

山立式 初級

【Tadasana】
＊Tada是「山」的意思。

如同直聳入天的青山般坦然自若的姿勢，是所有站姿體位法的基本形，由於動作簡單，被視為最難的姿勢。正確的姿勢可矯正身體的軸心，提高專注力。

主要功效
- 舒緩全身疲勞
- 改善肩膀痠痛
- 緊實腹部
- 提高專注力

小叮嚀
- 背部貼靠牆角，更能幫助掌握正確感覺。
- 在不彎腰駝背的情況下，讓胸口及肚臍貼近脊椎。

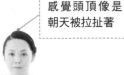

感覺頭頂像是朝天被拉扯著

[完成姿勢]

雙腿大腳趾、小腳趾根部、腳跟內、外側這四處均勻承受體重

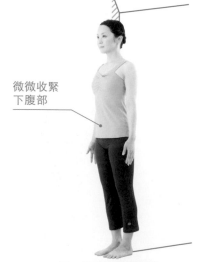

微微收緊下腹部

1 ▌自然呼吸

雙腳微微打開，背肌伸直站在牆角。後腦、肩胛骨中間與骶骨保持一直線，較容易意識到身體軸心。

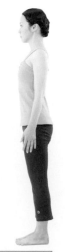

2 ▌自然呼吸

整個腳掌踏地，用雙腳大腳趾根部均勻承受體重。肩膀放鬆不用力，重複緩慢的呼吸。

風吹樹式

【Urdhva Baddha Hastasana】
＊Urdhva意味著「往上」，Baddha是「被束縛」，Hasta則是代表「手」。

由旭日東昇的情境所衍生的姿勢，也常被用於熱身運動之中。以體側為中心來伸展全身每一處，能改善脊椎歪斜和矯正姿勢。

[完成姿勢]

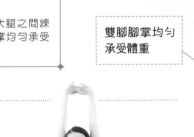

想像伸展開來的
體側逐漸灌滿呼吸

雙腳腳掌均勻
承受體重

🌿 主要功效
- 矯正脊椎和骨盆的歪斜
- 緊實上臂
- 矯正姿勢
- 神清氣爽

🌿 小叮嚀
- 將瑜伽磚（P.28）夾在大腿之間練習，會較好掌握雙腳腳掌均勻承受體重的感覺。

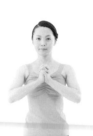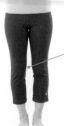

輕輕地收緊
大腿內側

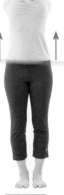

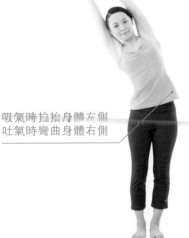

吸氣時拉抬身體右側
吐氣時彎曲身體右側

1 自然呼吸

雙腳微開站立，十指交握於胸前。以雙腳大腳趾根部均勻承受體重。

2 吸氣

吸氣，手指交叉上翻，上舉手臂。

3 吐氣 ▶ 呼吸3次 ▶ 吸氣

吐氣，上半身往右倒，感受體側的伸展。以這個姿勢呼吸3次。吸氣的同時回到步驟2姿勢，十指重新交握換邊重複步驟1至3。

半站姿前彎式 （初級）

【Ardha Uttanasana】
＊Ardha意味著「一半」，Ut是「強烈的」，tan則是代表「伸展」。

從前彎的動作挺胸，伸展身體正面的姿勢。
連帶強力伸展腹肌、背肌、腿力，達到緊實
腹部、舒緩腰痛的效果。

❧ 主要功效
・緩和腰痛
・緊實腹部
・強化軀幹
・培養正面情緒

❧ 小叮嚀
・整個腳掌貼地，膝蓋頭微微向上抬
　起後，就能確實從髖關節開始伸
　展。

[完成姿勢]

拉緊大腿前側
由髖關節一路伸展至背部及大腿

像是要將肚臍遠
離恥骨一樣收緊
下腹部

微縮下腹部時
注意不要駝背

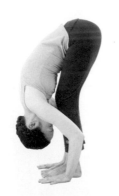

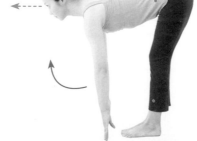

進步的秘訣！

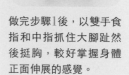

1 吐氣

雙腿併攏站好。邊吐氣邊將
上半身向前彎，手掌貼地。

＊如果無法彎下腰，請微彎膝
　蓋。

2 吸氣 ▶ 呼吸3次

吸氣，抬起上半身來伸展背
肌。維持此姿勢呼吸3次。

＊如果無法彎下腰，指尖不
　一定要碰地。

做完步驟1後，以雙手食
指和中指抓住大腳趾然
後挺胸，較好掌握身體
正面伸展的感覺。

幻椅式 初級

【Utkaṭasana】
＊Utkata意味著「強力的」。

想像自己坐在椅子上的姿勢，亦稱「椅子式」。能夠伸展全身的每一處，並全面性鍛鍊到腹肌、背肌和腿力。

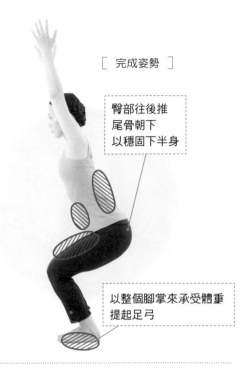

[完成姿勢]

臀部往後推
尾骨朝下
以穩固下半身

以整個腳掌來承受體重
提起足弓

❧ **主要功效**
- 緊實大腿
- 緊實背部
- 強化軀幹
- 安定情緒

❧ **小叮嚀**
- 練習時想像自己淺坐在椅子上，較能掌握住感覺。
- 腳掌確實踏地，腳跟朝中央靠攏可穩固下半身。

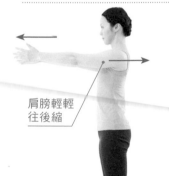

肩膀輕輕
往後縮

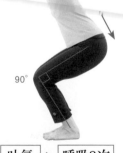

90°

進步的
秘訣！

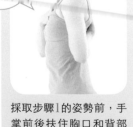

1 吸氣

雙腳併攏站好，吸氣，將手臂伸向前方。

2 吐氣 ▶ 呼吸3次

吐氣並屈膝90度，雙臂朝天伸展。維持此姿勢呼吸3次。
＊如果無法持續將手臂上舉，朝前方伸展就好。

採取步驟1的姿勢前，手掌前後扶住胸口和背部夾住身體。深呼吸並想像身體變扁，以此姿勢放低腰部，便能毫不費力的保持姿勢。

低弓箭步式 初級

從重量訓練的基本動作「跨步」，將上半身前傾並用指尖觸地，因此被稱為低弓箭步式。有時會用來銜接高弓箭步式（P.45）。

🌸 主要功效
- 緊實大腿
- 矯正骨盆歪斜
- 舒緩婦女病的不適症狀
- 提高髖關節的柔軟度

🌸 小叮嚀
- 儘量抬高後腿的大腿內側，可減輕髖關節負擔。
- 在雙手下方墊瑜伽磚（P.28）較容易感受到脊椎的伸展。

[完成姿勢]

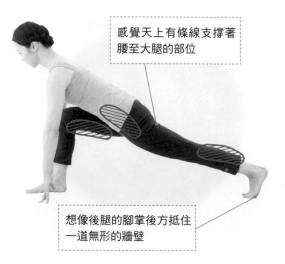

感覺天上有條線支撐著腰至大腿的部位

想像後腿的腳掌後方抵住一道無形的牆壁

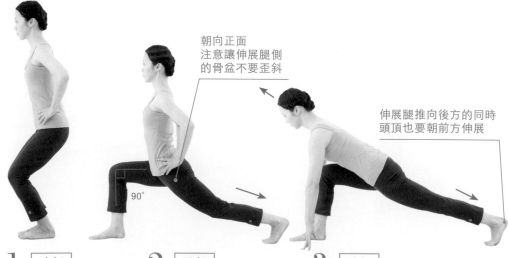

朝向正面
注意讓伸展腿側的骨盆不要歪斜

伸展腿推向後方的同時頭頂也要朝前方伸展

90°

1 吐氣
雙腳併攏站好，吐氣，雙手叉腰微彎膝蓋。

2 吸氣
一邊吸氣一邊將左腳大步往後跨並放低腰部，右腿屈膝90度，以雙腳趾根部均等承受體重。

3 吐氣
吐氣並將身體往前傾，指尖於肩膀正下方觸地。換腿重複步驟1至3。

＊如果無法挺直背部，請在雙手下方墊上瑜伽磚。

高弓箭步式 (初級)

從低弓箭步式開始雙臂朝天伸展,並挺起上半身的姿勢。可穩固下半身伸展全身,達到矯正骨盆歪斜和強化腰腿的效果。

[完成姿勢]

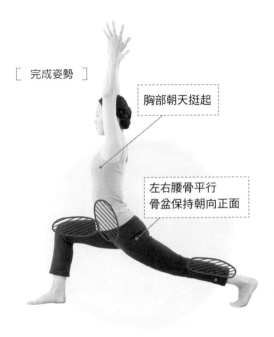

胸部朝天挺起

左右腰骨平行
骨盆保持朝向正面

🌿 主要功效
- 緊實大腿
- 矯正骨盆歪斜
- 舒緩婦女病的不適症狀
- 提高髖關節的柔軟度

⚜ 小叮嚀
- 後腿腳掌向後壓有助於穩固下半身。
- 將後腿的大腿內側向上挺,可穩固下半身。

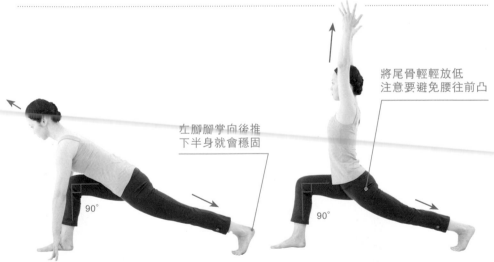

左腳腳掌向後推
下半身就會穩固

90°

將尾骨輕輕放低
注意要避免腰往前凸

90°

1 吐氣

採取低弓箭步式 (P.44)。將左腳腳掌向後推穩固下半身,然後吐一口氣。

2 吸氣 ▶ 呼吸3次

吸氣並挺起上半身,雙臂朝天伸直。感覺上半身和腳的伸展,呼吸3次。接著換腿重複步驟1至2。

戰士二式

【Virabhadrasana】
＊Virabhadra代表「溼婆的化身（狂暴戰士的名字）」。

梵語的Virabhadra是瑜伽的發祥地·印度所信仰的印度教神祇。祂是從印度教三大主神溼婆神的頭髮誕生的豪傑，被奉為戰神。用來歌頌Virabhadra的戰士體位法共有三式，全部都相當受到歡迎。其中戰士二式，尤其常見於現今絕大多數瑜伽流派之中，是人氣很高的體位法。不僅能穩固下半身、伸展全身各處，還能改善全身血液循環和排毒，有減壓的效果。

⚜ 主要功效
- ·緊實腰圍
- ·改善便秘
- ·安定情緒
- ·提高專注力

⚜ 小叮嚀
- ·避免彎腰駝背，讓胸口和肚臍靠近脊椎。
- ·想像有道無形的牆壁抵住後方手及後腿的腳跟後方，能使上半身穩固，不易前傾。

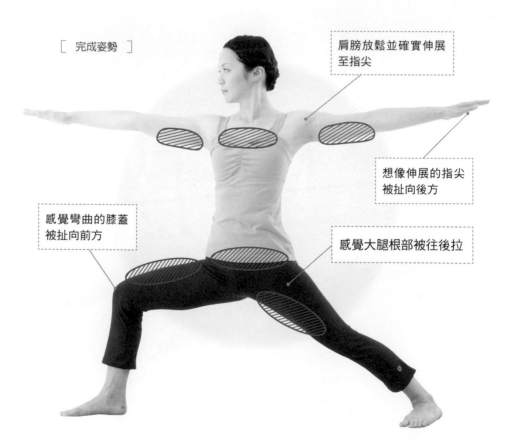

[完成姿勢]

肩膀放鬆並確實伸展至指尖

想像伸展的指尖被扯向後方

感覺彎曲的膝蓋被扯向前方

感覺大腿根部被往後拉

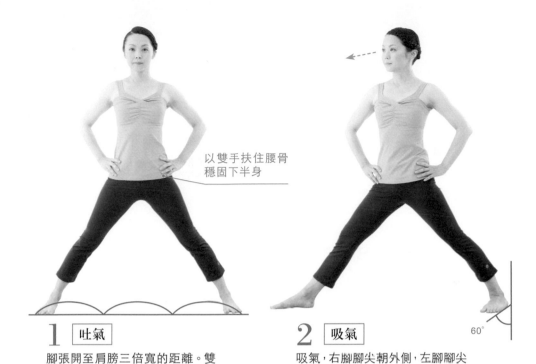

以雙手扶住腰骨
穩固下半身

60°

1 吐氣

腳張開至肩膀三倍寬的距離。雙手扠腰，吐氣。

2 吸氣

吸氣，右腳腳尖朝外側，左腳腳尖朝內側60度。視線與骨盆、左腳腳尖的方向一致。

放鬆胸口力量
尾骨放低

3 吐氣 ▶ 呼吸3次

吐氣，右膝彎曲放低腰部。雙臂打開與肩同高。視線望向右手指尖，呼吸3次。然後換腿重複步驟1至3。

側伸展三角式

【Utthita Parsvakonasana】
*Utthita意味著「伸展過的」,Parsva是「側腹」,kona則是代表「(做出)角度」。

本姿勢能伸展平常不易伸展的體側,經常被當作
三角式(P.50)的變化體位法。由於能輕鬆擺出正
確姿勢,是公認容易修習的體位法。
以軀幹的力量充分伸展體側,讓腳趾根部到腳踝
的曲線、側腹到肩膀的曲線獲得全面性的伸展。不
僅能促進全身血液循環,讓人神清氣爽之外,更
有緊實大腿、矯正骨盆歪斜等令人開心的效果。

主要功效
- 矯正骨盆歪斜
- 緊實大腿
- 改善便秘
- 神清氣爽

小叮嚀
- 想像後腿腳跟外側抵住一道無形的
  牆,較好掌握體側伸展的感覺。
- 尾骨朝地,骨盆朝天抬高來穩固下
  半身。

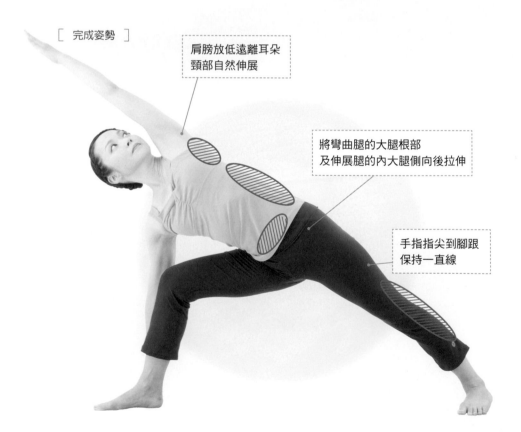

[完成姿勢]

肩膀放低遠離耳朵
頸部自然伸展

將彎曲腿的大腿根部
及伸展腿的內大腿側向後拉伸

手指指尖到腳跟
保持一直線

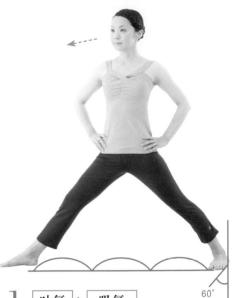

1 吐氣 ▶ 吸氣

腳張開至肩膀3倍寬的距離。雙手扠腰後吐氣。吸氣,右腳腳尖朝外,左腳腳尖朝內與前面成60度。視線和骨盆與左腳腳尖自然朝同個方向。

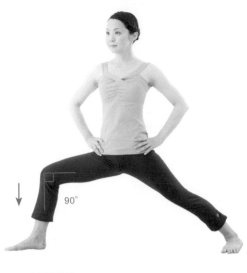

2 吐氣

吐氣,右腿屈膝90度並放低腰部。骨盆和地面保持平行。

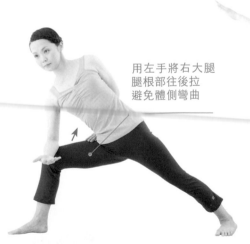

用左手將右大腿腿根部往後拉避免體側彎曲

3 吐氣

吐氣,右肘壓住右膝蓋,避免膝蓋朝內。左手從背後繞到右大腿根部。為避免體側彎曲,左手和身體要保持一定距離。

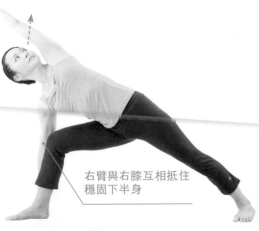

右臂與右膝互相抵住穩固下半身

4 吸氣 ▶ 呼吸3次

吸氣,右手於右腳外側觸地,左手朝斜上方伸展。視線望向天花板,維持此姿勢呼吸3次後,換腿重複步驟1至4。
＊如果右手無法觸地,也可改握腳踝。

三角式

【 Utthita Trikonasana 】
＊Utthita意味著「伸展的」，Trikona則是代表「三角」。

伸展手腳，以身體描繪出三角形的動作，也是極具代表性的體位法之一。傳統瑜伽將重點放在上半身的前傾，但對於注重呼吸和動作協調的流動瑜伽而言，則是重視體側的伸展。

本體位法可充分伸展腰際，能改善腰痛、恢復疲勞及緊實腰圍。此外，擴胸能進行深呼吸，消除睡意和倦怠感，是令人活力充沛，為身體灌注元氣的姿勢。

> **⚜ 主要功效**
> ・緊實腰圍
> ・改善腰痛
> ・舒緩全身疲勞
> ・改善便秘
>
> **⚜ 小叮嚀**
> ・過度骨盆勉強朝向正面，會造成髖關節疼痛。進行步驟1時，後腿腳尖請與骨盆朝向同方向。

[完成姿勢]

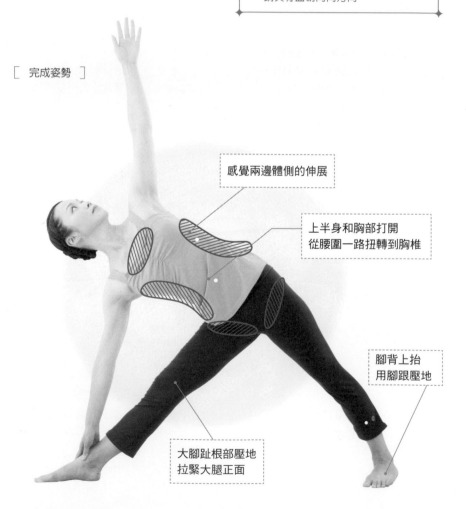

感覺兩邊體側的伸展

上半身和胸部打開
從腰圍一路扭轉到胸椎

腳背上抬
用腳跟壓地

大腳趾根部壓地
拉緊大腿正面

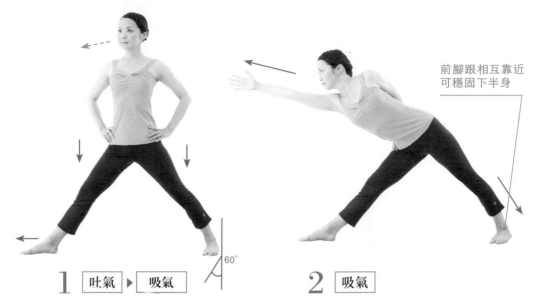

前腳跟相互靠近
可穩固下半身

1 吐氣 ▶ 吸氣

腳張開至肩膀2.5倍寬的距離。雙手扠腰後吐氣。吸氣，右腳腳尖朝外，左腳腳尖朝內，與正面成60度。視線和骨盆自然與左腳腳尖朝同個方向。

60°

2 吸氣

用後腿的腳跟壓地並吸氣。右臂朝側面伸直，上半身往右傾。左手繞到背後來到大腿根部，為避免體側彎曲，左手與身體保持一定距離。

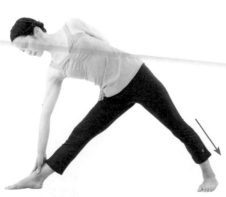

3 吐氣

吐氣，上半身往前傾。右手摸右腳踝或是小腿，擺在感覺呼吸順暢的位置即可。

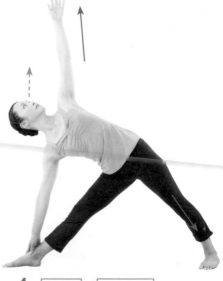

4 吸氣 ▶ 呼吸3次

吸氣，左手朝天伸直，視線望向天花板。維持此姿勢呼吸3次。然後換腿重複步驟1至4。

＊視線無法望向天花板者，也可
　直視前方或地面。

戰士一式 （中級）

【Virabhadrasana I】
＊Virabhadra代表「濕婆的化身（狂暴戰士的名字）」

歌頌Virabhadra的戰士系列體位法的其中一
式，是瑜伽的代表性姿勢。在瑜伽教室的練
習課程中，有時會將戰士一、二式（P.46）組
合成連續動作。雖然與高弓箭步式（P.45）
動作相似，不過戰士一式是以後腿腳跟壓
地，因此能發揮鍛鍊下半身的效果。

骨盆朝向正面穩固下半身，除了能夠緊實臀
部和大腿，還會讓內心升起一股滿足感。

🌿 **主要功效**
- 緊實臀部
- 緊實大腿
- 改善肩膀痠痛
- 提高專注力

🌿 **小叮嚀**
- 若後腿腳跟會離地，將前腿朝外打開加大腰部範圍，會比較容易穩固姿勢。
- 伸展脊椎，使胸口及肚臍靠近脊椎。

[完成姿勢]

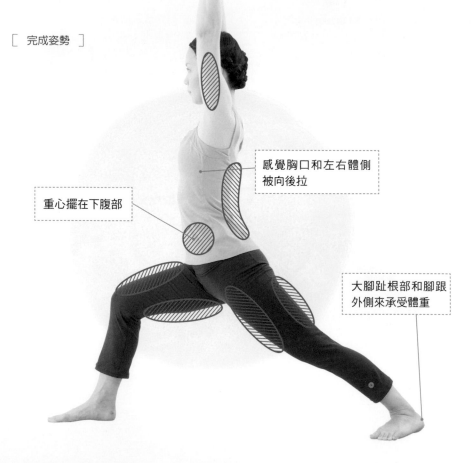

重心擺在下腹部

感覺胸口和左右體側被向後拉

大腳趾根部和腳跟外側來承受體重

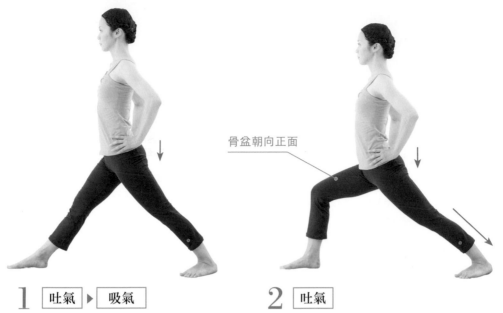

骨盆朝向正面

1 吐氣 ▶ 吸氣

吐氣並將右腿前跨，雙腳一前一
後交叉站立，右腳腳尖朝前方，左
腳腳尖朝前方略外側。雙手扠腰，
然後吸氣。

2 吐氣

吐氣，右膝在右腿腳跟正上方彎
曲，放低腰部。左腳跟向後推伸以
穩固下半身。

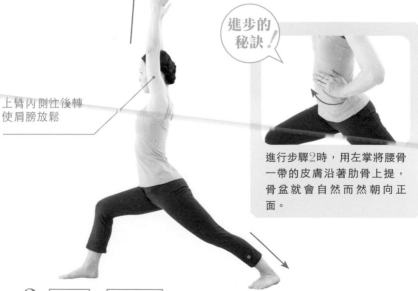

上臂內側往後轉
使肩膀放鬆

進步的
秘訣！

進行步驟2時，用左掌將腰骨
一帶的皮膚沿著肋骨上提，
骨盆就會自然而然朝向正
面。

3 吸氣 ▶ 呼吸3次

吸氣，雙手朝天伸展，手掌面向內側。維持此姿勢呼吸
3次。然後換腿重複步驟1至3。

戰士三式

【Virabhadrasana III】
＊Virabhadra代表「濕婆的化身（狂暴戰士的名字）」。

是歌頌Virabhadra的戰士系列體位法，中難度最高的一式。維持動作時，想像自己將由骨盆衍生的能量，透過脊椎從指尖逐漸擴散到腳尖。

本姿勢雖講求高度專注力，但只要保持正確的姿勢，肌力、柔軟度及平衡力均會有整體性的提昇。尤其下半身的鍛鍊效果更是顯著，從臀部、大腿一路到小腿肚部位，都會有全面性的緊實效果。

⚜ 主要功效
- ・緊實上臂
- ・提高內臟機能
- ・緊實整條腿
- ・提高專注力

⚜ 小叮嚀
- ・進行此體位法前請先站在牆角，以山立式站姿（P.40）掌握下腹部上提的感覺後，有助於穩固姿勢。
- ・不光是上半身前傾，要想像以髖關節為支點，讓頭頂到腳呈現一直線來取得平衡，較容易維持姿勢。

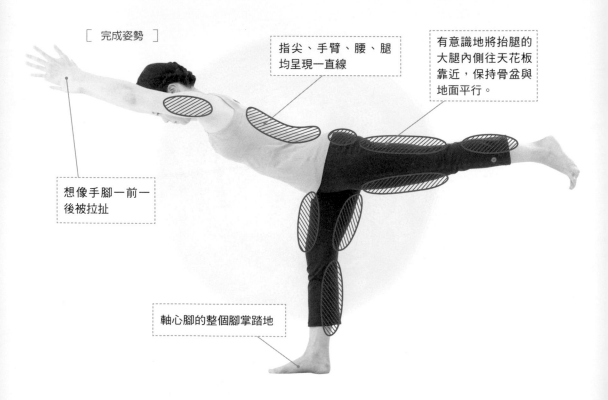

[完成姿勢]

指尖、手臂、腰、腿均呈現一直線

有意識地將抬腿的大腿內側往天花板靠近，保持骨盆與地面平行。

想像手腳一前一後被拉扯

軸心腳的整個腳掌踏地

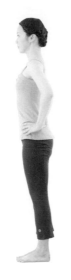

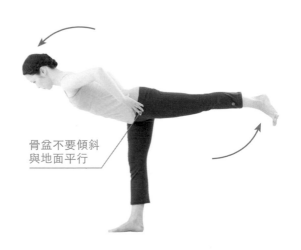

骨盆不要傾斜
與地面平行

1 自然呼吸

自然呼吸，雙腿併攏站好。
雙手扠腰。

2 吐氣

吐氣並以髖關節為支點抬起左
腳，同時上半身靠近地面，與左腳
呈現一直線並平行於地面。

＊無法保持平衡者，於能力範圍
　內傾斜身體即可。

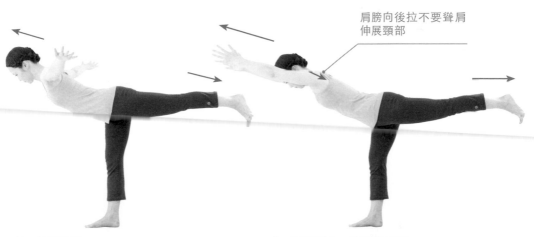

肩膀向後拉不要聳肩
伸展頸部

3 吸氣

一邊吸氣一邊將雙手向側面打
開。想像頭頂和腳掌被一前一後
拉扯，伸展全身。

4 吐氣 ▶ 呼吸3次

吐氣，雙手朝前方伸展，手掌朝
內。維持此姿勢呼吸3次。然後換
腿重複步驟1至4。

＊如果無法保持平衡，做到步驟3
　即可。

側前屈伸展加強式

【Parsvottanasana】
*Parsva代表「體側」或「側腹」，Ut為「強烈的」之意，tan則是「伸展」。

本體位法就如同字面意思，是伸展側腹的動作，最適合用來鍛鍊髖關節柔軟度和軀幹平衡。雖然本姿勢很講求髖關節柔軟度和下半身穩固感，但只要背部挺直，縮緊下腹部，挺起上半身來練習，就能舒暢地伸展體側。有緊實腹部，改善內臟不適的效果。擴胸深呼吸還能提高專注力和安定心神。練熟本體位法之後，你會感受到每一次的呼吸，都會使身體逐漸放鬆下來。

> ⚜ **主要功效**
> ・緊實腹部
> ・緊實上臂
> ・提高內臟機能
> ・安定情緒
>
> ⚜ **小叮嚀**
> ・想像上半身在前傾的同時，有股力量在扯向後方。讓力量相互抗衡，較容易感受到體側的伸展。
> ・若是後腿腳跟會離地，將前腿朝外打開，擴大腰部範圍較容易穩固姿勢。

[完成姿勢]

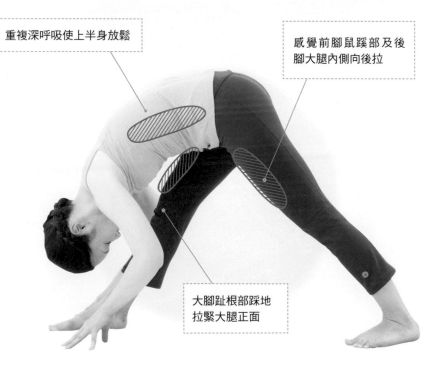

重複深呼吸使上半身放鬆

感覺前腳鼠蹊部及後腳大腿內側向後拉

大腳趾根部踩地拉緊大腿正面

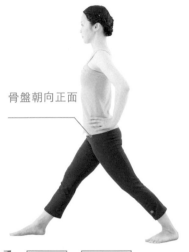

骨盤朝向正面

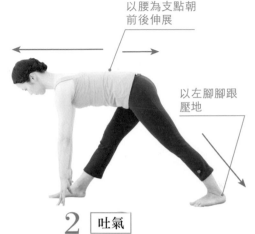

以腰為支點朝
前後伸展

以左腳腳跟
壓地

1 吐氣 ▶ 吸氣

左腳向前踏出，雙腳前後交叉站
立。吐氣。右腳尖朝正面，左腳尖
略朝前方外側，左右腳跟呈一直
線。雙手扠腰，吸氣。

2 吐氣

吐氣，從髖關節開始將上半身前
傾至與地面平行。指尖於肩膀正
下方觸地，將上半身撐起。

*無法挺直背部者，請在指尖下
　方墊瑜伽磚（P.28）。

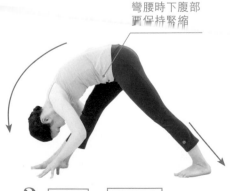

彎腰時下腹部
更保持緊縮

3 吐氣 ▶ 呼吸3次

吐氣同時將上半身往前傾，額頭
靠向右腳。維持此姿勢呼吸3次。
然後換腿重複步驟1至3。

採取這種變化式也OK！

如果想鍛鍊手臂……

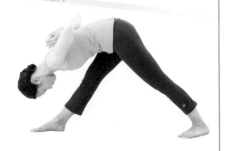

將步驟1的姿勢改為合掌於背後，按照
步驟3的訣竅使上半身往前傾。這時想
像將手壓往背部，確實伸展背肌吧！

坐姿體位法

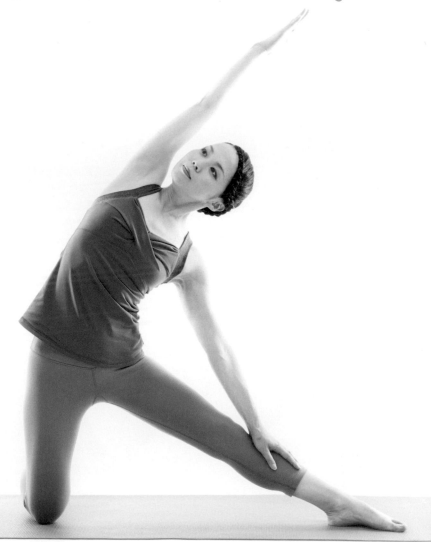

關於坐姿體位法

　　泛指所有接近地面進行的體位法。其特徵為容易穩固身體，故適合瑜伽初學者挑戰。能有效緩和全身僵硬和緊繃，提高身體的柔軟度。本書中將向您介紹坐骨貼地、伏地跪姿、仰臥等各式各樣的體位法。

　　坐姿體位法的修習重點，在於把體重交給地面，心平氣和的進行。微縮下腹部不但有助於穩固姿勢，還能以最小力氣來保持姿勢。

坐姿體位法的練習重點

☑ 進行臀部坐地的姿勢時，想像坐骨紮根於地。

☑ 微微收縮下腹部和大腿內側可穩固下半身。

☑ 以接觸地面的部位均勻分散體重。

☑ 想像自己將呼吸送入感到負擔的部位。

本書介紹的主要體位法 16

簡易坐式 (初級)

【Sukhasana】
*Sukha代表「輕鬆」或「容易」的意思。

本體位法正如其名，是「安樂」的坐姿。以坐骨貼
地而坐，是坐姿體位法的基本姿勢。倘若姿勢正
確，就能長時間輕鬆維持同個姿勢，非常適用於
練習冥想。

練習簡易坐時，必須比其他姿勢更注重在感覺呼
吸上。想像自己替花瓶倒水般，將吸進的氣緩緩
送至骨盆，彷彿從頭頂徐徐漏氣般吐氣。在緩和
呼吸的過程中，盡情體會簡易坐所帶來的舒暢感
受吧！

> ❧ **主要功效**
> ・矯正姿勢
> ・提高髖關節的柔軟度
> ・安定情緒
> ・提高專注力
>
> ❧ **小叮嚀**
> ・在其他體位法的修習前後，以本姿
>   勢修習冥想來安定情緒，有助於提
>   高專注力。

[完成姿勢]

1　自然呼吸

自然呼吸，雙腳交叉坐
下。雙膝平行於雙側腰，
伸展脊椎。手掌朝天擺在
膝蓋上。

*感受不到坐骨貼地者，
可將瑜伽毯（P.28）摺
好鋪在臀部下方。

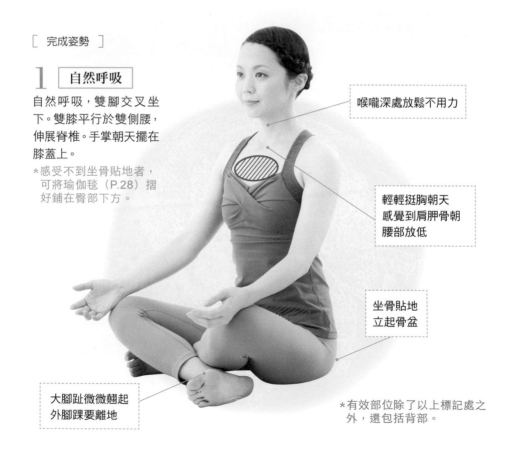

喉嚨深處放鬆不用力

輕輕挺胸朝天
感覺到肩胛骨朝
腰部放低

坐骨貼地
立起骨盆

大腳趾微微翹起
外腳踝要離地

*有效部位除了以上標記處之
外，還包括背部。

貓式 （初級）

【 Bidalasana 】
＊Bidala代表「貓」的意思。

像貓般拱背、壓背的姿勢。身體配合呼吸律動，可以提高專注力及加強意識身體動作，非常適合應用在熱身運動。

❧ 主要功效
- 提高髖關節的柔軟度
- 矯正脊椎和骨盆歪斜
- 改善虛冷症
- 提高專注力

❧ 小叮嚀
- 步驟2的動作會對腰部造成負擔，腰痛者請直接做步驟3。
- 步驟2和3的呼吸反過來做，可舒緩背部和胸口的緊繃。

[完成姿勢]

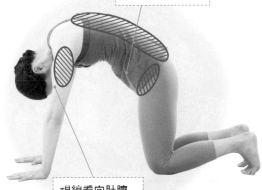

尾骨放低
感覺肚臍往上提

視線看向肚臍
想像在腹部下方
製造出一個空間

1 吐氣

雙手在肩膀正下方觸地，雙腿跪在髖關節正下方，形成伏地跪姿。踮起腳尖。視線望向地面，吐氣。

雙腳尖打開
與肩同寬

2 吸氣

吸氣並輕輕將背向下壓，頭與尾骨上抬。

大腳趾和腳跟
往後踮

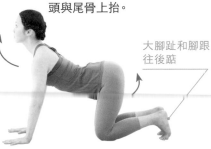

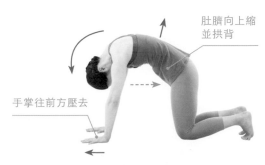

肚臍向上縮
並拱背

手掌往前方壓去

3 吐氣

吐氣，雙手壓地並拱背縮腹。腳跟像是要推向後方般，視線看向肚臍。配合呼吸將步驟2至3重複3次。

平板式

【Kumbhakasana】
*Kumbha代表「瓶」或是「壺」，Kumbhaka則為「閉氣」或是「蓄氣」。

以四肢為支點來支撐身體的姿勢。不僅利用到手臂的力量，還運用軀幹，使頭到腳跟猶如板子般保持筆直，具有改善駝背和矯正姿勢的效果。

❧ **主要功效**
- 緩和全身疲勞
- 強化軀幹
- 矯正姿勢
- 緊實腹部

❧ **小叮嚀**
- 將瑜伽磚（P.28）夾在大腿之間，較容易意識到軀幹。
- 想像肩膀遠離耳朵，放鬆喉嚨深處，有助於維持姿勢。

[完成姿勢]

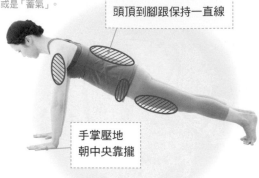

頭頂到腳跟保持一直線

手掌壓地
朝中央靠攏

1 自然呼吸 ▶ 呼吸3次

雙手觸地於肩膀正下方，雙腿跪在髖關節正下方。腳尖併攏踮起，大腳趾和腳跟向後踮，使頭至腳跟保持一直線，呼吸3次。

鱷魚式

【Chaturanga Dandasana】
*Chaturanga代表「四肢」，Danda則為「棒」。

由平板式開始彎曲手肘，上半身往下壓的姿勢。對於身體的負擔比平板式重，講求軀幹和上臂的肌力，只要姿勢正確，就能鍛鍊到腹部、上臂和軀幹。

[完成姿勢]

感覺到肚臍貼近脊椎

兩腋收緊
避免手肘打開

❧ **主要功效**
- 緩和全身疲勞
- 強化軀幹
- 矯正姿勢
- 緊實腹部

❧ **小叮嚀**
- 將瑜伽磚（P.28）夾在大腿之間，較容易意識到軀幹。
- 想像骨盆被拉向後方，上半身便會自然朝前方伸展。

1 吐氣 ▶ 呼吸3次

採取平板式（參照上述），吐氣，兩腋收緊彎曲手肘，在身體維持一直線的情況下，將上半身貼近地板。維持此姿勢呼吸3次。

*若手臂無法撐起上半身，可膝蓋觸地練習。

穿針式 初級

將手臂通過腋下伸展的形狀與穿針形狀相似而得名。經由大幅活動肩胛骨，可得到改善血液循環、舒緩慢性肩膀痠痛的效果。

⚜ 主要功效
- 舒緩肩膀痠痛
- 緊實上臂
- 提高肩胛骨柔軟度
- 神清氣爽

⚜ 小叮嚀
- 身體重心僅放在肩膀，不但會破壞身體平衡，也是造成疼痛的原因。所以也要用雙膝承擔體重。
- 下腹部微縮可穩固身體的平衡。

[完成姿勢]

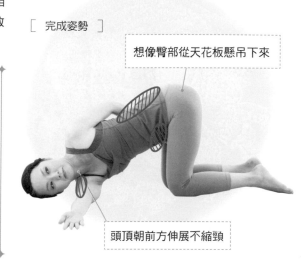

想像臀部從天花板懸吊下來

頭頂朝前方伸展不縮頸

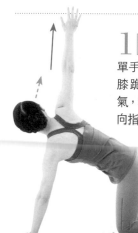

1 吸氣

單手於肩膀正下方觸地，雙膝跪在髖關節正下方。吸氣，右手朝天伸展，視線望向指尖。

雙腳尖打開與肩同寬

90°

2 吐氣

吐氣並將右臂放下穿過左腋，用右肩貼地，左手抓住右手腕來拉扯。

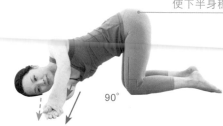

骨盆平行於地板使下半身穩固

90°

3 吐氣 ▶ 呼吸3次

吐氣，左手繞過背後觸碰右大腿內側，呼吸3次。然後換邊，重複步驟1至3。

*如果手搆不到大腿內側，可以改碰大腿外側或臀部。

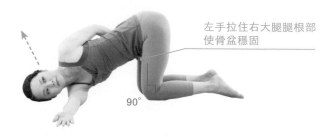

左手拉住右大腿腿根部使骨盆穩固

90°

貓伸展式

【Uttana Shishosana】
＊Ut代表「強烈的」，tan為「伸展」，Shisho則為「小狗」之意。

由於姿勢很像貓在伸懶腰，因此被稱作貓伸展式。
其特徵在於能舒暢的伸展雙腋，且伸展效果極佳。
瑜伽體位法組合課程內，練習完對手臂和肩膀負擔
較重的姿勢後，往往會進行貓伸展式來放鬆休息。
伸展脊椎不但能讓血液循環變好，更能改善駝背、
肩膀痠痛，促進腸胃功能。而擴胸的動作也有培養
正面情緒及消除不安感的效果。

🌸 **主要功效**
- 提高內臟機能
- 改善腰痛
- 安定情緒
- 培養正面情緒

🌸 **小叮嚀**
- 過於勉強伸展脊椎，有時會造成腰痛。重複進行深呼吸，把身體的重量交給重力，就能舒暢的伸展腰部。

[完成姿勢]

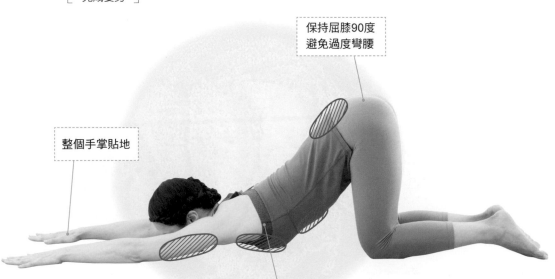

保持屈膝90度
避免過度彎腰

整個手掌貼地

緩緩伸展胸部和雙腋
將上半身的重量
交給重力

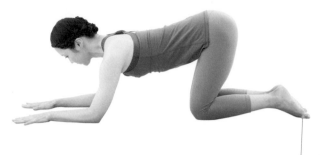

1 吸氣

雙肘於肩膀正下方觸地，雙膝跪在髖關節下方，吸氣。

左右腳尖打開
與肩同寬

髖關節保持在
膝蓋的正上方

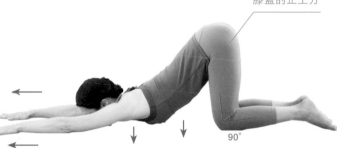

2 吐氣 ▶ 呼吸3次

吐氣時手臂相繼推向前方並伸直。背部下凹，下巴貼地呼吸3次。

*下巴無法貼地者，可改用額頭貼地。

90°

採取這種變化式也OK！

如果想加強伸展側腹……

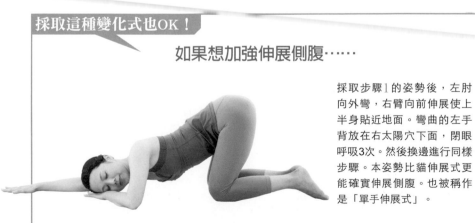

採取步驟1的姿勢後，左肘向外彎，右臂向前伸展使上半身貼近地面。彎曲的左手背放在右太陽穴下面，閉眼呼吸3次。然後換邊進行同樣步驟。本姿勢比貓伸展式更能確實伸展側腹。也被稱作是「單手伸展式」。

臥手抱腿式

【Supta Padangusthasana】
＊Supta代表「仰躺」，Pada為「腳」，Angustha則為「大腳趾」之意。

採取仰躺，伸展大腿後面、小腿肚、髖關節和整條腿的姿勢，除了能提高髖關節周圍的柔軟度之外，還有緊實整條腿的效果。

❧ 主要功效
・緊實腿部
・改善婦女病不適症狀
・提高髖關節柔軟度
・安定情緒

❧ 小叮嚀
・想像步驟1是側前屈伸展加強式（P.56）、步驟2是單腿站立伸展式（P.98）會較容易掌握住感覺。

[完成姿勢]

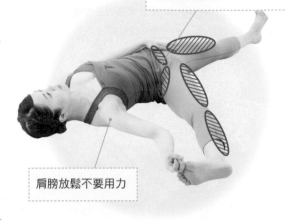

意識到張開的腿微微往下拉避免體側彎曲

肩膀放鬆不要用力

1 吸氣

仰躺，吸氣並抬起右腿，右手食指和拇指握住大腳趾。左膝儘量伸展。

＊無法握住大腳趾者，請在大腳趾根部套上伸展帶（P.28）來練習。

以左手輕壓左腿根部讓腿部維持貼地

2 吐氣

吐氣，腿緩緩向外側張開。維持此姿勢呼吸3次。然後換腿重複步驟1至2。

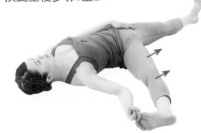

採取這種變化式也OK！

如果你想加強伸展大腿後側……

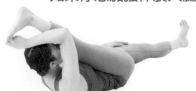

採取步驟2的姿勢後，腳朝天抬高。挺起上半身使小腿貼近臉，呼吸3次。

手杖式 初級

【Dandasana】
*Danda代表「杖」或是「棍棒」。

雙手彷彿棍杖般支撐身體,因此被稱作為「手杖式」或「長坐」。是坐姿體位法的基本動作,假如姿勢正確,便能掌握到坐骨承受體重撐起骨盆的感覺。以腹肌和背肌支撐身體,可達到緊實腰圍的效果,還可伸展到整條腿,促進血液循環及消除水腫。

🌿 主要功效
- 矯正姿勢
- 緊實腰圍
- 提高專注力
- 安定情緒

🌿 小叮嚀
- 腳尖朝上,想像腳掌抵住一道無形的牆壁,就能伸展背肌。
- 避免彎腰駝背,讓胸口和肚臍靠近脊椎。

1 自然呼吸

雙腿併攏坐地。確認左右坐骨是否有均勻承受體重。

[完成姿勢]

2 自然呼吸

雙手置於臀部後方,五指張開撐地支撐身體來挺起上半身。

*沒有感受到坐骨貼地者,可將瑜伽磚或瑜伽磚(P.28)墊在坐骨下方來增加高度。

微微挺胸
肩胛骨放低

以手臂支撐身體
挺起上半身

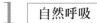

大腳趾往外翹
感受腿內側的伸展

以大腿後面壓地
腳跟往前推

67

牛面式

【Gomukhasana】
＊Go代表「牛」，mukha則為「臉」。

俯視本體位法，會發現雙腿看起來就像一雙牛角，因此被取名為「牛面式」。本姿勢講求髖關節和肩胛骨的柔軟度，雖然難度略高，但有很好的功效和舒暢感，是瑜伽中很受歡迎的體位法。重複深呼吸並保持姿勢，可提高肩胛骨和髖關節的柔軟度，矯正肩膀周遭的歪斜，還能刺激到上半身和下半身的肌肉，促進全身血液循環，讓代謝和肌膚光澤變好，排出體內的老舊廢物。

⚜ 主要功效
- 緊實上臂
- 緊實臀部
- 改善肩膀痠痛
- 舒緩全身疲勞

⚜ 小叮嚀
- 勉強手腳於同一時間組合動作，是造成肩膀和髖關節疼痛的原因。因此手與腳的動作要分開練習，並花點時間慢慢組合姿勢。

[完成姿勢]

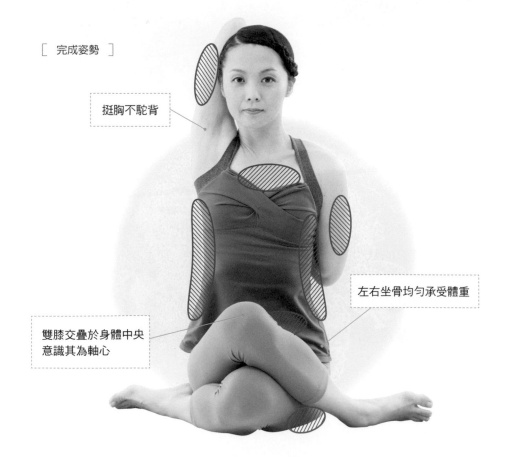

挺胸不駝背

左右坐骨均勻承受體重

雙膝交疊於身體中央
意識其為軸心

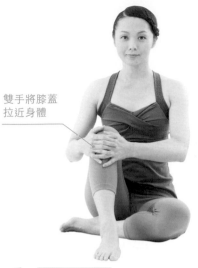

雙手將膝蓋
拉近身體

1 自然呼吸

左膝彎曲向外，腳跟貼近恥骨而
坐。立起右膝，十指交扣於右膝
上。

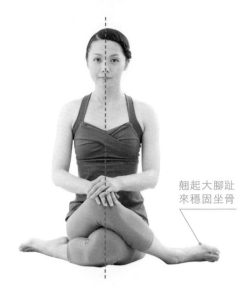

翹起大腳趾
來穩固坐骨

2 自然呼吸

重複進行自然呼吸，右腳跨在左
膝上方，左右膝蓋交疊併攏，形成
身體中心。

*髖關節和膝蓋感到負擔者，在
臀部下方鋪上瑜伽毯或是瑜伽
磚（P.28）。

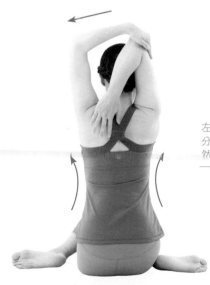

3 吸氣

吸氣，右手朝天伸展，手肘彎曲。左手
輕壓右肘來伸展上臂。

*步驟4的姿勢練習上有困難者，請
進行到步驟3即可。

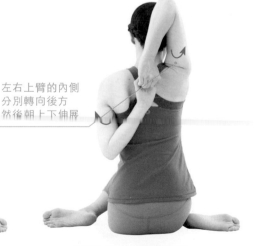

左右上臂的內側
分別轉向後方
然後朝上下伸展

4 吐氣 ▶ 呼吸3次

吐氣，左手由下往上扣住右手，進行呼吸
3次。然後換手換腿重複步驟1至4。

*雙手無法相扣者，可改用左右手握住伸
展帶（P.28）或毛巾，朝上下互拉。

獅子式 【初級】

【Simhasana】
＊Simha代表「雄獅」或是「獅子」。

由腹部吐氣，如同獅子嚎叫般大大張開眼睛、嘴巴和喉嚨。喚醒沉睡於體內的野性，活化體內能量。

> ⚜ **主要功效**
> ・鍛鍊表情肌
> ・緊實腹部
> ・減輕壓力
> ・神清氣爽
> ・消除雙下巴
>
> ⚜ **小叮嚀**
> ・練習時，想像自己將體內的毒素、穢物、焦躁不安和執念一股腦全宣洩出來，可提高效果。

[完成姿勢]

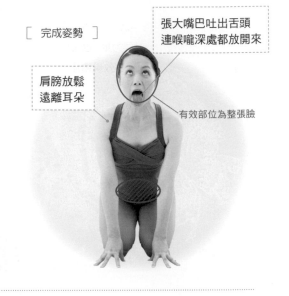

張大嘴巴吐出舌頭連喉嚨深處都放開來

肩膀放鬆遠離耳朵

有效部位為整張臉

肩膀不用力使上半身放鬆

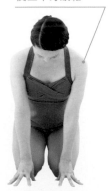

1 吐氣
立起腳尖跪座後，上半身微微前傾，手腕碰膝蓋，用五指撐地。低下頭，儘量放低肩膀遠離耳朵，然後吐一口氣。

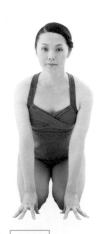

2 吸氣
抬頭伸展背肌，緩慢深長的吸氣。

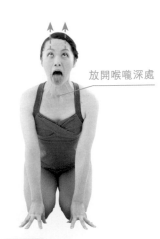

放開喉嚨深處

3 吐氣
將氣全部吐出，睜大雙眼視線朝上方，張大嘴巴並吐舌。

V字式 中級

【Navasana】
＊Nava代表「舟」

從側面看姿勢很像是英文字母的V，是使用腹肌的動作，不僅會用到腳的力量，也得縮緊下腹部來維持姿勢，緊實腹部效果極佳。

[完成姿勢]

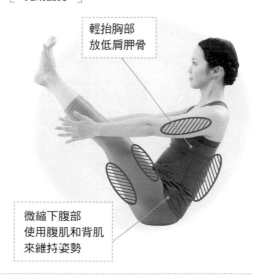

輕抬胸部
放低肩胛骨

微縮下腹部
使用腹肌和背肌
來維持姿勢

⚜ 主要功效
- 緊實腹部
- 緊實大腿
- 舒緩腰痛
- 改善便秘

⚜ 小叮嚀
- 可以在臀部下方鋪上摺疊的瑜伽毯（P.28），或是屈膝維持步驟2的姿勢，調整負擔感避免腰痛。

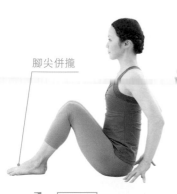

腳尖併攏

微縮下腹部時
注意不要彎腰

肩膀不要往前
要輕輕向後拉

1 吸氣
採取坐姿，吸氣並立起雙膝。十指於背後方撐地，支持身體。

2 吐氣
吐氣，雙手扶住膝蓋後方並抬腿，使小腿平行於地面，挺胸伸展背肌。

3 吸氣 ▶ 呼吸3次
吸氣，伸展膝蓋，手臂筆直伸向前方。掌心朝內，維持此姿勢呼吸3次。

魚式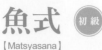

【Matsyasana】
＊Matsya代表「魚」。

用來歌頌印度教神祇毗濕奴的化身——Matsya
（魚）的體位法。由於本動作不太需要動到身體，
因此在瑜伽教室的練習中，也會當成課程後半段
的收尾姿勢。

修習本姿勢，胸部會大幅的擴展和後彎，擁有豐
胸和活化呼吸系統的好處。此外，伸長頸部緩慢
呼吸，能舒緩肩胛骨周遭僵化的肌肉，並有改善
肩膀痠痛、駝背及端正姿勢的效果。

⚜ 主要功效

- 豐胸
- 舒緩呼吸系統的不適
- 神清氣爽
- 改善失眠

⚜ 小叮嚀

- 進行步驟1時，想像用上半身遮住
  雙手臂般，將雙肘靠向背中央。
- 練習完梨鋤式（P.150）和肩立式
  （P.151）後進行本體位法，效果會
  更好。

[完成姿勢]

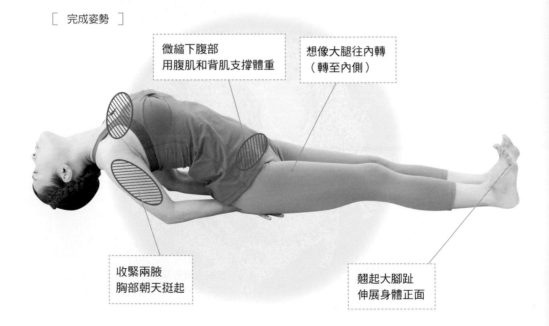

微縮下腹部
用腹肌和背肌支撐體重

想像大腿往內轉
（轉至內側）

收緊兩腋
胸部朝天挺起

翹起大腳趾
伸展身體正面

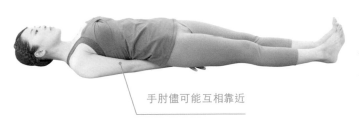

手肘儘可能互相靠近

1 自然呼吸

仰躺，雙腿併攏伸直。掌心雙雙併攏貼地於臀部下方，收緊雙腋。

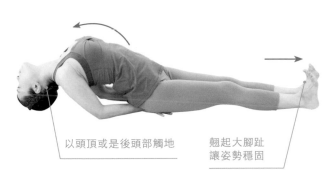

以頭頂或是後頭部觸地

翹起大腳趾讓姿勢穩固

2 吸氣 ▶ 呼吸3次

吸氣並擴胸，以手肘下方至掌心壓地，挺背向上。後仰伸展頸部前側，後頭部慢慢移動至頭頂觸地，呼吸3次。

採取這種變化式也OK！

如果想加強伸展腿部……

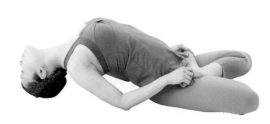

仰躺後，將右腳腳背置於左腿根上，左腳腳背置於右腿根上盤腿。雙膝朝天上抬一次後，雙手握住腳尖。吸氣，手肘壓地，挺胸朝天，讓頭頂順勢觸地，呼吸3次。這是在阿斯坦加瑜伽（P.179）的必修姿勢，特徵是鍛鍊強度高於魚式。

快樂嬰兒式

【Ananda Balasana】
＊Ananda代表「無上的喜悅」，Bala意味著「小孩」。

想像嬰兒貌似欣喜般手舞足蹈的情景，從仰躺變化成四腳朝天的姿勢。除了能獲得高度放鬆的效果之外，最適合用來伸展髖關節和脊椎。

⚜ 主要功效
- 伸展整條腿
- 緊實腰圍
- 改善腰痛
- 改善便秘

⚜ 小叮嚀
- 避免彎腰駝背，讓脊椎保持在自然呈現S字型的弧度的姿勢。
- 於後彎體位法（P.122～）完畢後練習本體位法，有助於放鬆腰部。

[完成姿勢]

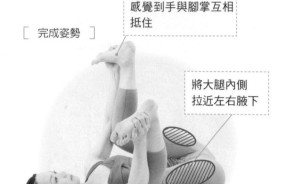

感覺到手與腳掌互相抵住

將大腿內側拉近左右腋下

＊有效部位除上圖已標示處之外，還包括腿根部。

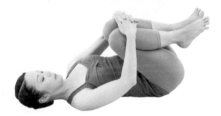

1 吐氣

仰躺，吐氣並雙手抱膝。手掌按住膝蓋，脊椎保持自然的弧度。

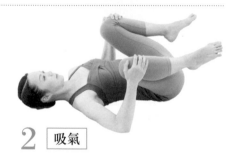

2 吸氣

吸氣，大腿朝外側打開。保持脊椎的弧度，穩固住骨盆。

3 吐氣 ▶ 呼吸3次

小腿向上伸展，雙手握住雙腳掌外側。維持此姿勢呼吸3次。

＊如果無法握住雙腿，可在足弓套上伸展帶（P.28）或毛巾。

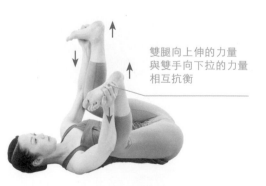

雙腿向上伸的力量與雙手向下拉的力量相互抗衡

門閂式

【Parighasana】
＊Parigha代表「門閂」之意。

模仿用來栓門的橫木——門閂的姿勢。本體位法能伸展到日常生活易忽略的體側，可體會到舒適的敞開感。

[完成姿勢]

主要功效
- 緊實腹部
- 緊實小腿肚
- 緊實背部
- 神清氣爽

小叮嚀
- 微縮下腹部來穩固下半身，避免身體前傾。
- 修習本體位法，能幫助掌握反轉頭碰膝式（P.76）的感覺。

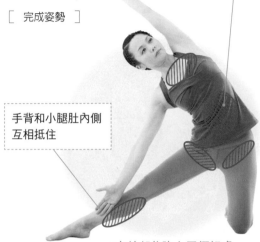

體側向上拉伸時
想像身體前後被板子夾住

手背和小腿肚內側
互相抵住

＊有效部位除上圖標記處
之外，還包括背部。

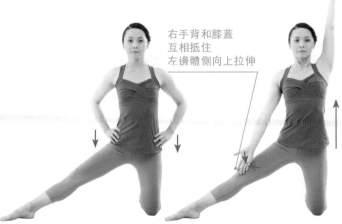

右手背和膝蓋
互相抵住
左邊體側向上拉伸

1 吐氣
左膝跪地，右腳伸展到身體側面。雙手扠腰，下半身紮根於地，吐一口氣。

＊如果腳尖無法踏地，可翹起腳尖以腳跟觸地。

2 吸氣
吸氣，左手掌心朝內側朝天伸直，上半身向上拉伸。右掌心向正面，靠在右膝上。

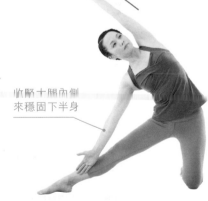

收緊大腿內側
來穩固下半身

3 吐氣 ▶ 呼吸3次
吐氣，上半身往右倒，右手貼近腳踝。以此姿勢呼吸3次。然後換腿重複步驟1至3。

反轉頭碰膝式 【中級】

【Parivrtta Janu Sirsasana】
*Parivrtta代表「扭」或是「反轉」，Janu是「膝蓋」，Sirsa代表「頭」。

前彎體位法的一種，是頭碰膝式（P.113）加上舒適轉體、單腳側彎所構成的變化式。藉由穩固骨盆，重複深呼吸並將上半身倒向正側面，提高骨盆周圍的柔軟度。可促進腰周圍的血液循環，舒緩虛冷症、水腫、婦女病引起的不適症狀。本體位法還可提高免疫力，於秋冬換季容易生病的時節練習，能預防生病。

> ⚜ **主要功效**
> ・緊實腰圍
> ・提高髖關節柔軟度
> ・改善虛冷症
> ・安定情緒
>
> ⚜ **小叮嚀**
> ・先進行門閂式（P.75）再練習本體位法，會較好掌握住本姿勢的感覺。
> ・鬆開姿勢後，彷彿微微俯身般吐氣，並緩緩坐起上半身。

[完成姿勢]

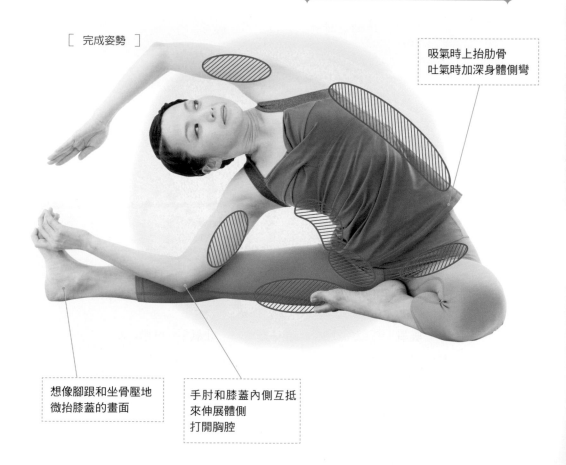

吸氣時上抬肋骨
吐氣時加深身體側彎

想像腳跟和坐骨壓地
微抬膝蓋的畫面

手肘和膝蓋內側互抵
來伸展體側
打開胸腔

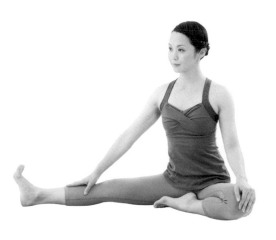

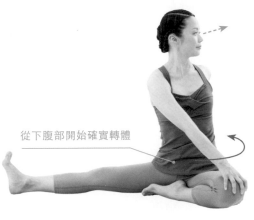

從下腹部開始確實轉體

1 自然呼吸

分腿而坐，左膝彎曲，腳跟貼近恥骨。

2 吐氣

吐氣，上半身轉至左側，右手扶住左膝，左手立於臀部後方挺起上半身。視線望向斜上方。

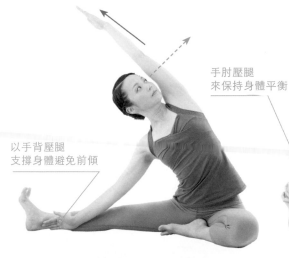

手肘壓腿
來保持身體平衡

以手背壓腿
支撐身體避免前傾

穩固坐骨
拉伸體側

3 吸氣 ▶ 吐氣

邊維持上半身的方向，邊移動右手，手背貼腳踝。吸氣時，左手向上伸展拉伸體側。吐氣，將上半身往右倒。

4 吐氣 ▶ 呼吸3次

吐氣，上半身繼續往右倒，握住腳趾。視線望向天花板，呼吸3次。換腿重複步驟1至4。

＊如果無法握住腳趾可屈膝或在足弓套上伸展帶（P.28）或毛巾。

PART
2

體位法導覽

站姿

坐姿

扭轉

平衡

前彎

後彎

倒立

放鬆

77

花環式

【Malasana】
＊Mala代表「花環」或是「念珠」。

雙手環繞腿的形狀看似花環，所以被命名為花環式。本體位法可提昇髖關節柔軟度，促進骨盆周圍的血液循環，具有改善婦女病的效果。

> ❧ **主要功效**
> ・舒緩肩痛
> ・提高肩胛骨柔軟度
> ・提高髖關節柔軟度
> ・提高專注力
>
> ❧ **小叮嚀**
> ・在步驟6手臂環繞雙腿時，上臂微內旋（轉向內側）會較好進行。
> ・修習本體位法可幫助掌握鶴式（P.106）的感覺。

[完成姿勢]

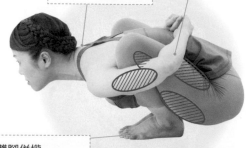

肩膀平放
（避免聳肩）
向後拉來遠離耳朵

雙臂環繞雙腿
並扣緊手指

雙腳併攏
感覺足弓微微抬起

＊有效部位除上圖標記處之外，還包括髖關節。

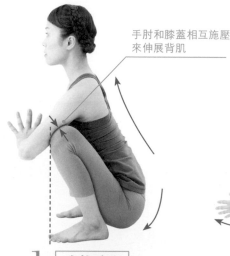

手肘和膝蓋相互施壓來伸展背肌

1 自然呼吸

雙腳張開與腰同寬蹲下，臀部不碰地。雙手合十於胸前。下腹部微微上提，肩胛骨放低。

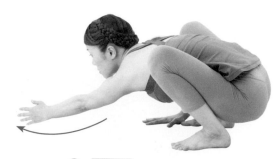

2 吸氣

右手放在腳尖那一側，吸氣時左臂朝前右斜方伸展。

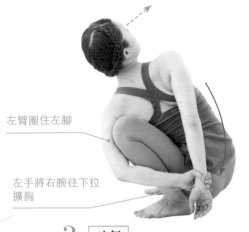

左臂圈住左腳

左手將右腕往下拉
擴胸

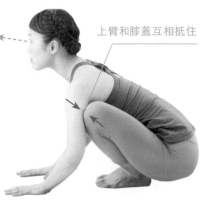

上臂和膝蓋互相抵住

3 吐氣

吐氣，左臂從左膝蓋外側繞到背
後。右手也繞到背後，左手拉扯
右手腕。視線望向斜上方呼吸3
次。回到步驟1的姿勢，換邊重複
步驟2至3。

4 吸氣

恢復上半身姿勢，臀部保持離地，
雙腿大腳趾根部和腳跟併攏蹲
下，提起足弓，雙手貼地然後吸
氣。

*腳跟會離地者，可於腳跟下方
　鋪上摺疊好的瑜伽毯（P.28）

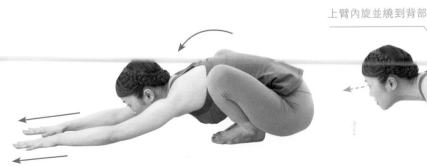

上臂內旋並繞到背部

5 吐氣

吐氣，上半身往前倒，手臂朝前方
伸展。視線望向指尖。

6 吐氣 ▶ 呼吸3次

吐氣，雙臂從雙腳外側繞到背後，
十指交扣。仰頭使視線望向正前
方，呼吸3次。

*如果手無法在背後交握，在背
　後以雙手拉住伸展帶（P.28）
　或是毛巾兩端。

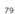

扭轉體位法

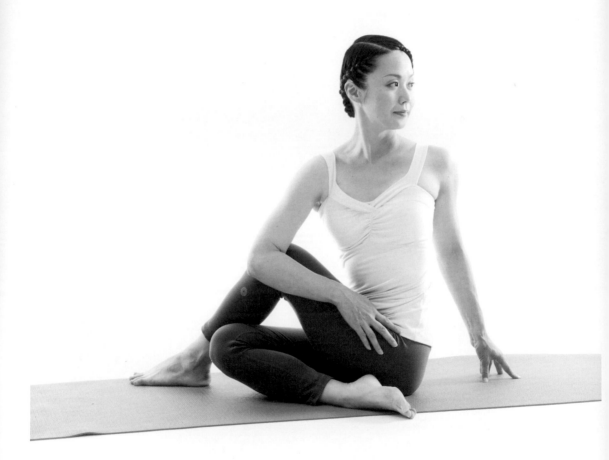

關於扭轉體位法

為扭轉腹部，刺激脊椎的姿勢。腹部位於身體的中心，又是主要內臟的聚集處，因此扭轉後可活化內臟機能。身體層面的功效為改善便秘、促進血液循環，對於緊實腹圍也有不錯效果。精神層面則能夠舒緩緊張和焦躁，讓人神清氣爽。

練習扭轉體位法時，切記吸氣是伸展背肌，吐氣是加強扭轉。初學者容易犯的錯誤，是扭轉時會不自覺的停止呼吸，因此修習時必須意識到這點。藉由重複的深呼吸和扭轉，可促進內臟蠕動，獲得更佳的效果。

扭轉體位法的練習重點

☑ 穩固骨盆，想像自己從內臟開始扭轉。

☑ 善用手腳加深全身扭轉的程度。

☑ 意識到脊椎伸長，從下方將身體扭成螺旋狀。

☑ 扭轉時，想像能量從體內擴散至體外的畫面。

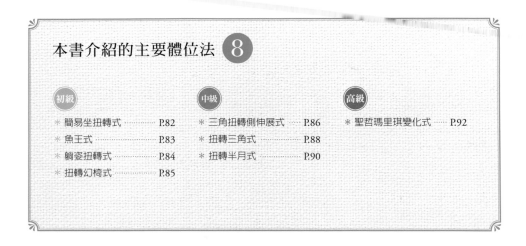

本書介紹的主要體位法 8

簡易坐扭轉式

【Parivrtta Sukhasana】
*Parivrtta代表「扭」或是「反轉」，Sukha是「安樂」。

本體位法是扭轉式的基本姿勢，採取簡易坐（P.60）再扭轉上半身。微縮腹部使體側長久保持伸展，發揮緊實腰圍的效果。

主要功效
- 矯正姿勢
- 提高髖關節柔軟度
- 緊實腰圍
- 安定情緒

小叮嚀
- 腹部朝天拉伸，邊伸展體側練習，可伸展背肌。
- 步驟3完畢後，將身體轉回正面，雙手置於腰後，輕閉雙眼關注身體的變化。本體位法很適合作為靜心和冥想的準備。

[完成姿勢]

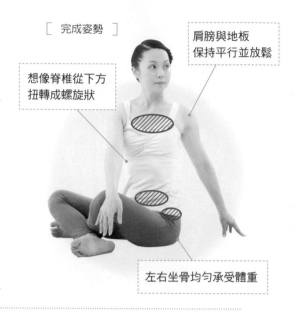

肩膀與地板保持平行並放鬆

想像脊椎從下方扭轉成螺旋狀

左右坐骨均勻承受體重

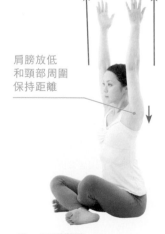

肩膀放低和頸部周圍保持距離

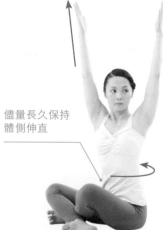

儘量長久保持體側伸直

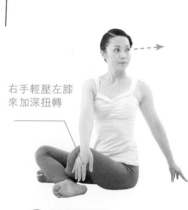

右手輕壓左膝來加深扭轉

1 吸氣

採取簡易坐坐姿（P.60）。吸氣，雙手朝天伸展。掌心朝內。

*如果骨盤無法穩固，可於臀部下方鋪上瑜伽毯（P.28）。

2 吐氣

吐氣，上半身向左扭。想像將伸直的脊椎扭成螺旋狀，兩邊側腹持續保持此姿勢。

3 呼吸3次

右手置於左膝外側，左手放在後方地上，加深扭轉程度。以此姿勢呼吸3次。然後換邊重複步驟1至3。

半魚王式 初級

【アルダ マッツェンドラ アーサナ／Ardha Matsyendrasana】

骨盆保持正面並扭轉上半身身體，重複深呼吸活化內臟，提高消化吸收機能。練習時，請感受身體內外側逐漸鬆開的舒適感吧！

✤ 主要功效
- ·改善便秘
- ·提高髖關節柔軟度
- ·改善腰痛
- ·提高專注力

✤ 小叮嚀
- ·腹部朝天拉伸，邊伸展體側練習，可伸展背肌。
- ·步驟3完畢後，將身體轉回正面，雙手置於腰後，輕閉雙眼關注身體的變化。本體位法很適合作為靜心和冥想的準備。

[完成姿勢]

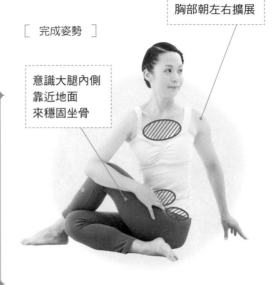

保持輕緩的呼吸
胸部朝左右擴展

意識大腿內側
靠近地面
來穩固坐骨

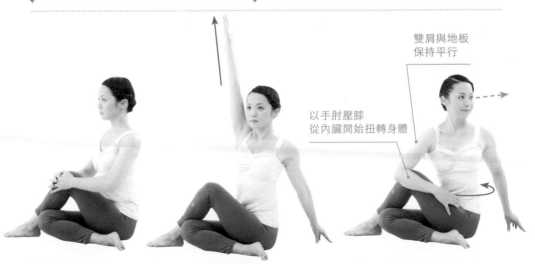

以手肘壓膝
從內臟開始扭轉身體

雙肩與地板
保持平行

1 吐氣
右膝彎曲，腳跟移到臀部左側坐地。立起左膝靠向右膝外側。扣手於左膝上，吐一口氣。

2 吸氣
吸氣，右手朝天伸展，體側往上拉伸。保持臀部不離地，左右坐骨確實貼地。

3 吐氣 ▶ 呼吸3次
吐氣，右肘越過左膝外側扶住大腿。從腰部扭轉上半身，呼吸3次。然後換腿重複步驟1至3。

躺姿扭轉式 (初級)

【Jathara Parivartanasana】
*Jathara代表「腹」或「胃」，Parivartana為「扭轉」之意。

雙腳躺平的動作，很像鱷魚左右甩尾的姿勢。能給予脊椎適度的刺激，和緩身心緊張，達到放鬆效果。

🔱 主要功效
- 舒緩腰痛
- 改善便秘
- 安定情緒
- 改善失眠

🔱 小叮嚀
- 練習步驟3時，雙膝靠近胸部，能舒緩僵硬的脊椎和放鬆胸部，提昇放鬆效果。
- 本體位法也可做為課程完畢後的冷卻運動（P.35）

[完成姿勢]

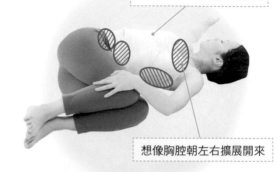

想像脊椎從下方順勢描繪出螺旋狀的畫面

想像胸腔朝左右擴展開來

*有效部位除上圖標記處之外，還包括脊椎。

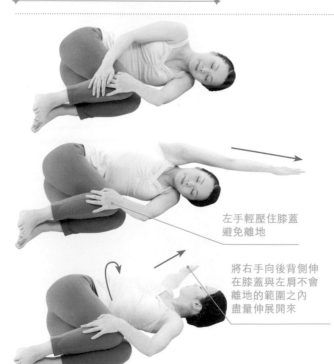

左手輕壓住膝蓋避免離地

將右手向後背側伸在膝蓋與左肩不會離地的範圍之內盡量伸展開來

1 吐氣
蜷曲身體躺向左側，雙腿屈膝併攏。吐氣並抱膝。全身放鬆，閉眼。

2 吸氣
左手壓住右膝。吸氣，右手伸向頭上方。

3 吐氣 ▶ 呼吸3次
吐氣，右手打開伸向背後側，以此來扭轉上半身。右掌心朝上，臉面向伸展手的方向，以此姿勢進行呼吸3次。然後換邊重複步驟1至3。

扭轉幻椅式 (初級)

【Parivrtta Utkatasana】
＊Parivrtta代表「反轉」或「扭」，Utkata是「強力的」之意。

想像自己彎腰，坐在椅上扭轉上半身的姿勢。本體位法可鍛鍊到腹部和腳，做完後會感到神清氣爽，也有雕塑腰臀的效果。

[完成姿勢]

⚜ 主要功效
- 緊實大腿
- 緊實腹部
- 提高內臟機能
- 神清氣爽

⚜ 小叮嚀
- 轉身時縮緊下腹部，能讓穩固下半身。
- 從步驟3的姿勢，將扭轉方向的相反側的腳往後跨，就變成了三角扭轉側伸展式（P.86）步驟3的動作，可加強鍛鍊軀幹。

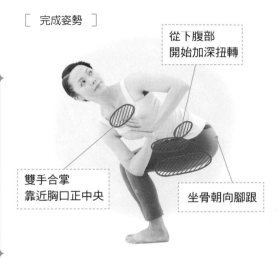

從卜腹部開始加深扭轉

雙手合掌靠近胸口正中央

坐骨朝向腳跟

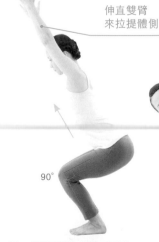

伸直雙臂來拉提體側

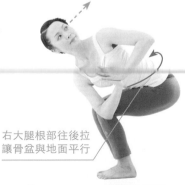

抬起右腋下使體側持續伸展

右大腿根部往後拉讓骨盆與地面平行

1 吸氣 ▶ 吐氣

雙腳併攏站立，吸氣，手臂朝前方伸展。吐氣，雙腿屈膝90度，腰部放低，雙手向上伸直。

2 吸氣

吸氣，上半身向左扭轉，右肘置於左膝外側。左手扶住左大腿，肩膀往後拉擴胸。

3 吐氣 ▶ 呼吸3次

吐氣，合掌於胸前加深扭轉程度。視線看向斜上方，呼吸3次。然後換邊重複步驟1至3。

三角扭轉側伸展式 中級

【Parivrtta Parsvakonasana】
＊Parivrtta代表「反轉」，Parsva是「側腹」，kona為「（做出）角度」之意。

為站姿體位法三角式（P.50）的其中一種變化式。由於初學者也可以輕鬆練習，是瑜伽課程中經常出現的姿勢。本體位法可以伸展到全身每一處，練習時請想像自己用身體製作出大直角三角形。

由於本姿勢經常用到身體的柔軟性、平衡感和肌力平衡，因此會為全身帶來充實感。加上大幅扭轉腹部可以刺激內臟，有活化內臟機能、促進消化和改善便秘的效果。

主要功效
- 舒緩全身疲勞
- 緊實臀部
- 改善便秘
- 培養正面情緒

小叮嚀
- 縮緊下腹部，下半身紮根於地，有助於穩固姿勢。
- 保持伸展手和後腿，一前一後被拉扯般的姿勢來伸展全身。

[完成姿勢]

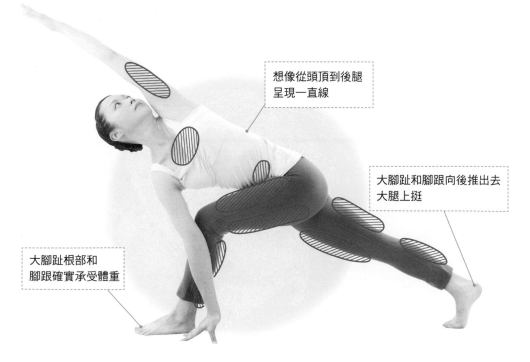

想像從頭頂到後腿呈現一直線

大腳趾和腳跟向後推出去大腿上挺

大腳趾根部和腳跟確實承受體重

＊有效部位除上圖標記處之外，還包括了脊椎。

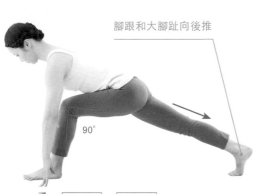

腳跟和大腳趾向後推

90°

1 吸氣 ▶ 吐氣

採取山立式站姿（P.40），雙手扠腰。吸氣，右腳大步後跨且腰部放低，左膝彎曲成90度，雙手觸地於左腳兩側，吐氣。

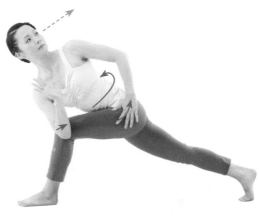

2 吸氣

吸氣，將右肘抵在左膝外側，手肘和膝蓋相互抵住並抬起上半身。左手置於左腿根部，體側部位保持伸直往後拉。

*如果無法穩固下半身，可將右膝到腳背的部位貼地來練習。

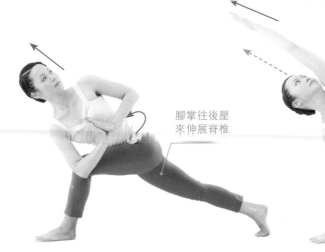

腳掌往後壓
來伸展脊椎

3 吐氣

吐氣的同時雙手合掌於胸前，右邊體側靠近左大腿內側來加深扭轉。這時要注意右骨盆位置不要下移。

右臂和左腿互相抵住
來穩固下半身

4 吐氣 ▶ 呼吸3次

吐氣，右手在左腳外側觸地，左手沿著體側做伸展，視線望向左手指尖。維持此姿勢呼吸3次。然後換腿重複步驟1至4。

扭轉三角式 （中級）

【Parivrtta Trikonasana】
*Parivrtta代表「反轉」，Trikona為「三角」之意。

為三角式（P.50）加上轉體的姿勢。是強力瑜伽象徵性的體位法之一，有時亦稱「反向三角式」。

從後腿一路深度扭轉到上半身，伸展範圍從腳踝、脊椎、肩膀等，全身皆能獲得伸展。意識到頭、指尖、腳尖末端要進行全方位的伸展，便能調整並學習平衡感。此外，本體位法還能舒緩背部的疲勞，可撫平焦躁情緒。

> ⚜ **主要功效**
> ・緊實腹部
> ・伸展到整條腿
> ・紓壓
> ・提高專注力
>
> ⚜ **小叮嚀**
> ・前腿膝蓋微彎、縮小步伐距離，下半身會更穩固。
> ・膝蓋打直往往易傷筋。一旦膝蓋出現負擔感，請微彎膝蓋練習。

[完成姿勢]

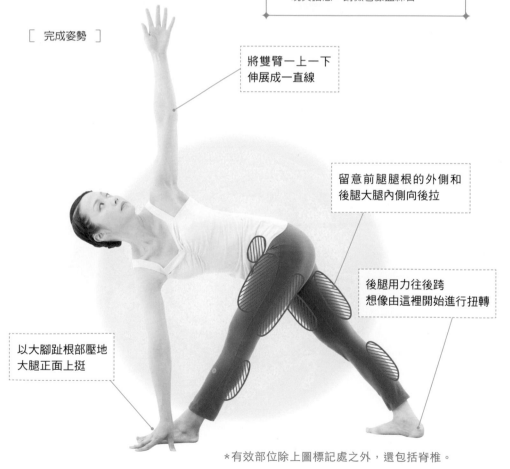

將雙臂一上一下
伸展成一直線

留意前腿腿根的外側和
後腿大腿內側向後拉

後腿用力往後跨
想像由這裡開始進行扭轉

以大腳趾根部壓地
大腿正面上挺

*有效部位除上圖標記處之外，還包括脊椎。

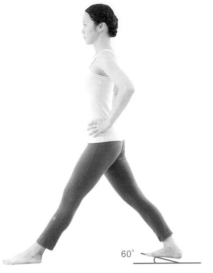

頭頂朝前方伸展

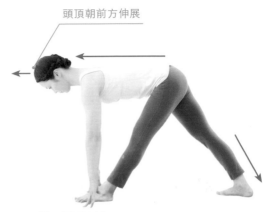

1 吸氣 ▶ 吐氣

採取山立式站姿（P.40），雙手扠腰。吸氣，右腿向後拉，右腳尖向外側打開約60度。雙手扠腰，緩緩伸展雙膝，骨盆保持朝向正面。

2 吸氣

吸氣，保持伸展背肌，並前傾上半身。於肩膀正下方雙手觸地，上提腹部讓上半身平行於地面。

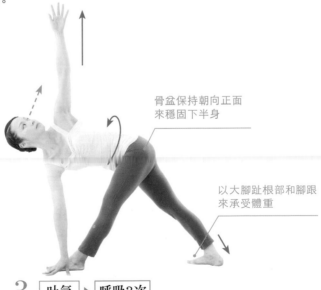

骨盆保持朝向正面來穩固下半身

以大腳趾根部和腳跟來承受體重

3 吐氣 ▶ 呼吸3次

吐氣，右手觸地於左腿外側，扭轉上半身，左臂朝天伸展。手掌朝向正面。視線望向指尖，呼吸3次。然後換腿重複步驟1至3。

＊如果右手無法觸地者，請在手下方放置瑜伽磚（P.28）。

扭轉半月式 中級

【Parivrtta Ardha Chandrasana】
＊Parivrtta代表「反轉」，Ardha是「一半」，Chand是「閃耀的」。

朝天伸展的指尖、舉起的腳尖、踏地的腳與朝下的指尖，連結成半月狀而得名。姿勢看似簡單，但由於要抬單腳，並持續保持骨盆平衡，難度較高。

穩固下半身來扭轉上半身，可鍛鍊到軀幹和全身的肌力。扭轉腰腹給予刺激可促進血液循環，有促進代謝、舒緩經痛和便秘的效果。

> ♣ **主要功效**
> ・緊實腰圍
> ・緊實小腿肚
> ・改善便秘
> ・提昇專注力
>
> ♣ **小叮嚀**
> ・縮緊下腹部，視其為身體的中心軸來穩定姿勢。
> ・練習戰士三式（P.54）和扭轉三角式（P.88）可培養平衡感，較容易維持姿勢。

[完成姿勢]

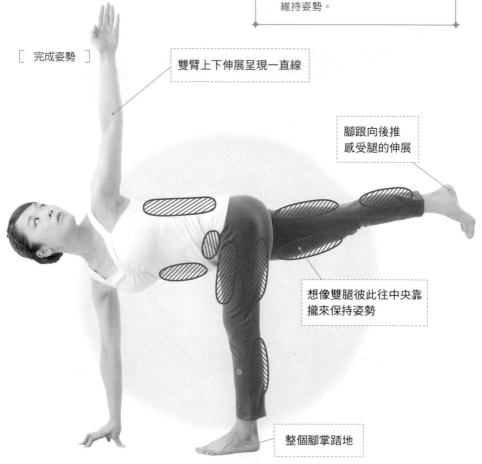

雙臂上下伸展呈現一直線

腳跟向後推感受腿的伸展

想像雙腿彼此往中央靠攏來保持姿勢

整個腳掌踏地

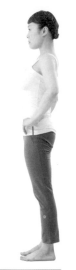

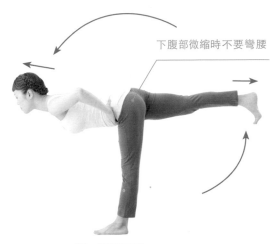

下腹部微縮時不要彎腰

1 自然呼吸

採取山立式站姿（P.40），雙手扠腰，下半身向下紮根。

2 吐氣

吐氣，上半身到髖關節往前傾，左腿後抬至與地面平行。這時，右大腿內側向上挺，骨盆與地面保持平行。

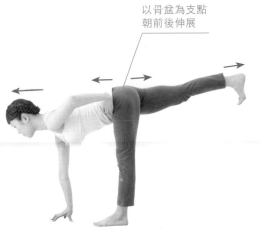

以骨盆為支點朝前後伸展

3 吐氣

吐氣，右手於肩膀正下方觸地。頭頂往前伸的同時，右腳腳跟推向後方。

＊如果右手無法觸地，請在手下方放置瑜伽磚（P.28）

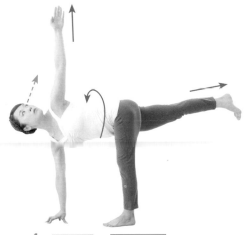

4 吐氣 ▶ 呼吸3次

吐氣，左臂伸直向上，加深上半身的扭轉。視線望向左指尖，呼吸3次。然後換腿重複步驟1至4。

＊若左手無法維持伸展的姿勢，也可放在腰上來扭轉上半身。

聖哲瑪里琪變化式 （高級）

【Marichyasana C】
＊Marichy代表「太陽神一族的賢者、瑪里琪」。

立起單膝、深度扭轉下腹部和脊椎的姿勢。
梵語名稱的Marichy，是印度所信仰的印度
教中，太陽神一族的賢者，宇宙的創造神梵
天的兒子。歌頌瑪里琪的體位法共有四種，
其共通點在於立起單膝。

這個動作可以提高肩膀的柔軟度，促進肩胛
骨周遭的血液循環。從下腹部確實扭轉上半
身，也可讓內臟機能活性化，並改善便秘。

🌸 主要功效
- ·矯正姿勢
- ·提高肩胛骨的柔軟度
- ·提高內臟機能
- ·神清氣爽

🌸 小叮嚀
- ·過份勉強的練習姿勢，可能會引起
  骨盆周遭關節的疼痛。請依照自己
  的柔軟度進行練習。
- ·進行本姿勢前，先練習扭轉幻椅式
  （P.85），可穩固坐骨和骨盆。

[完成姿勢]

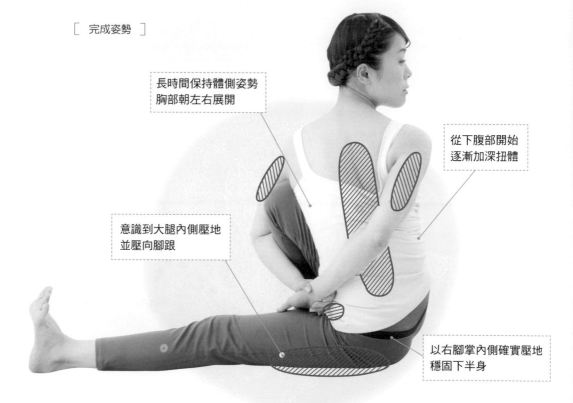

長時間保持體側姿勢
胸部朝左右展開

從下腹部開始
逐漸加深扭體

意識到大腿內側壓地
並壓向腳跟

以右腳掌內側確實壓地
穩固下半身

＊有效部位除上圖標記處之外，還包括腿根部。

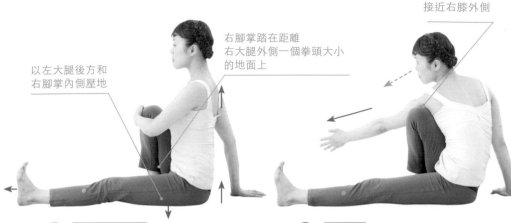

右腳掌踏在距離
右大腿外側一個拳頭大小
的地面上

以左大腿後方和
右腳掌內側壓地

左邊體側
接近右膝外側

1 自然呼吸

採取手杖式坐姿（P.67），左手環抱立
起的右膝後，將膝蓋壓向胸口來伸展背
肌。注意要上抬上背部長時間維持體側
姿勢，並非挺起身體正面。

＊如果感受不到背脊伸展，請在臀部下
　方鋪上瑜伽毯（P.28）。

2 吸氣

吸氣，右手壓地，左臂來到右膝外
側，朝右斜前方伸展。

＊姿勢尚未熟練者，可從這個姿
　勢開始彎起左肘，單手立掌於
　臉前來完成練習。

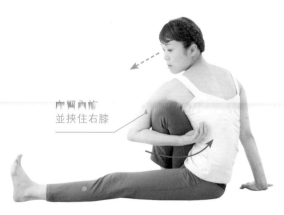

左臂內旋
並挾住右膝

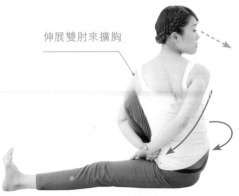

伸展雙肘來擴胸

3 吐氣

吐氣，左臂環繞右腿，邊收緊邊繞
到背後。視線越過肩膀望向左腳
尖。

4 吐氣 ▶ 呼吸3次

吐氣，右手離地繞到背後，左手抓
住右手腕來加深扭轉。視線望向
後方，呼吸3次。然後換腿重複步
驟1至4。

平衡體位法

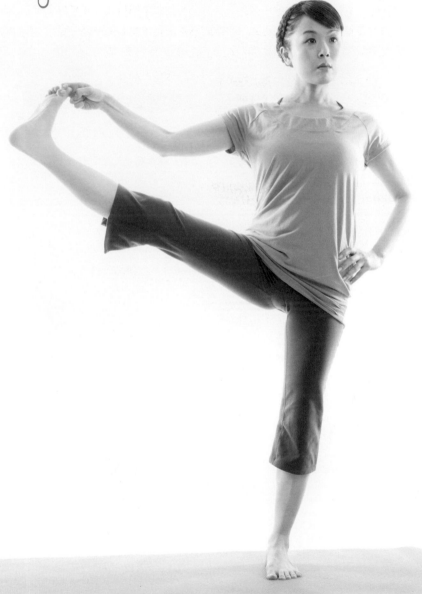

關於平衡體位法

　　以手、腳支撐體重，取得平衡的體位法。具有提高專注力、鍛鍊軀幹、美化姿勢和走路方式的效果。其中鶴式和側板式，皆是以手來支撐體重的「手臂平衡式」，練習過程中難免會心生恐懼，一旦克服後卻能對自己衍生出信賴感，而且美體塑身的效果極佳。

　　只要能夠意識到雕塑軀幹和承載體重的部位，便能不太費力的維持姿勢。光靠手腳的力量保持平衡，身體無謂的用力是受傷的原因，因此要特別注意。

平衡體位法的練習重點

- ☑ 一邊確認身體前後左右、上半身和下半身的重心位置，一邊加深姿勢。

- ☑ 所謂腳的平衡式，是以大腳趾、小趾根部、腳跟內外側四個點來均等承受體重，提起足弓。

- ☑ 舒緩緊張，將低落的情緒轉為正面，心境維持於中庸狀態。

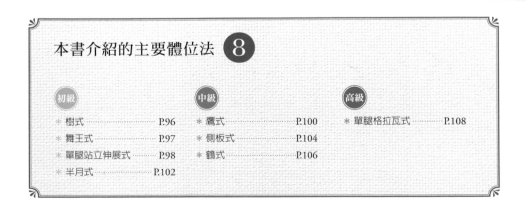

本書介紹的主要體位法 8

樹式 【初級】

【Vrikshasana】
*Vriksha代表「樹」。

猶如大樹落地生根般保持平衡的姿勢。練習時感受身體的中心軸,可以培養平衡感,達到矯正姿勢的效果。

🌿 主要功效
・矯正姿勢
・改善腳水腫
・提高專注力
・安定心情

🌿 小叮嚀
・集中意識於腳掌,能夠穩固姿勢。
・練習步驟3的姿勢時,可用自身感覺舒暢方法來保持平衡,像是胸口猶如開枝散葉般朝左右張開等等。

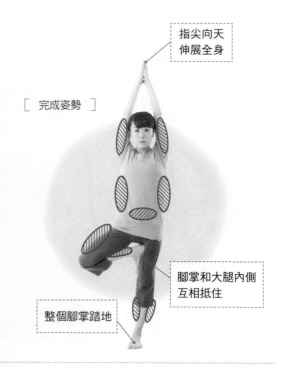

[完成姿勢]

指尖向天
伸展全身

腳掌和大腿內側
互相抵住

整個腳掌踏地

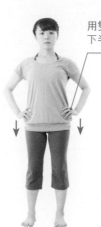

用雙手下壓骨盆
下半身紮根於地

1 自然呼吸

採取山立式站姿(P.40),雙手扠腰,腳掌紮根於地來穩固下半身。

2 自然呼吸

右手握住右腳踝,右腳掌貼於左大腿,右腳尖朝地。

*如果無法保持平衡,以右腳尖觸地,腳跟貼於左腳踝。

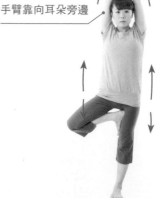

手臂靠向耳朵旁邊

3 吐氣 ▶ 吸氣 ▶ 呼吸3次

吐氣,雙手合十於胸前,吸氣並朝天伸展。感覺到胸跟背肌的伸展後,呼吸3次。然後換腳重複步驟1至3。

舞王式 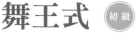（初級）

【 Natarajasana 】
＊Nata代表「跳舞」、raja是「王」。

梵語名稱的Nataraja，意味著跳舞之神，是兼具力與美的姿勢。藉由伸展手臂、腹部、背部達到雕塑曲線的效果。

[完成姿勢]

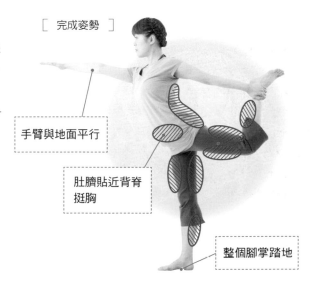

手臂與地面平行

肚臍貼近背脊挺胸

整個腳掌踏地

主要功效
- 伸展整條腿
- 緊實臀部
- 舒緩虛冷症
- 培養正面情緒

小叮嚀
- 軸心腳的膝蓋僵直是造成筋肉疼痛的原因。微彎膝蓋可避免造成膝蓋負擔。
- 進行步驟3的姿勢前，意識到尾骨內收向下，可減輕腰部的負擔。

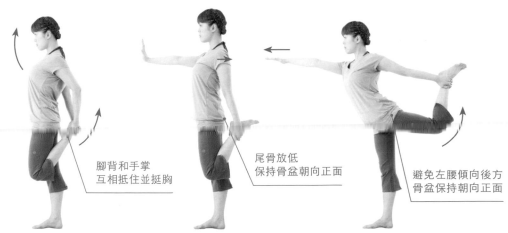

腳背和手掌互相抵住並挺胸

尾骨放低保持骨盆朝向正面

避免左腰傾向後方骨盆保持朝向正面

1 吸氣
雙腿併攏站好。左腳往後彎，以雙手提起腳背。吸氣的同時挺胸，兩邊肩胛骨相互靠近。

2 吐氣
左手握住左腳踝外側，右手朝正面伸展並吐氣。手掌朝正面，肩膀往後拉。

3 吸氣 ▶ 呼吸3次
吸氣，左腳往後抬起。右掌朝地往前方伸展，進行呼吸3次。然後換腳重複步驟1至3。

單腿站立伸展式 (初級)

【Utthita Hasta Padangusthasana】
＊Utthita代表「被伸展」，Hasata是「手」，Pada是「腳」，Angustha則為「大腳趾」。

抬起單腳伸展體側，以單腿維持平衡的姿勢。隨著
髖關節柔軟度的提高，可同時培養平衡的知覺和感
覺。

抬高腳那側的體側不彎曲，骨盆保持水平是一大重
點。只要姿勢正確，便能感受到伸展腰部的舒暢
感。不僅能緊實腳和臀部，還能提高髖關節柔軟度
來促進血液循環，改善內臟和婦科的不適。取得平
衡維持姿勢也有助於提高專注力。

> ⚜ **主要功效**
> ・緊實整條腿
> ・改善婦科不適症狀
> ・神清氣爽
> ・提高專注力
>
> ⚜ **小叮嚀**
> ・抬高腳那側的體側保持筆直，骨盆
> 　與地面保持平行較容易穩固姿勢。
> ・練習本體位法前先進行臥手抱腿式
> 　（P.66），會較好掌握到抬高腿的
> 　力量所產生的抵抗感。

[完成姿勢]

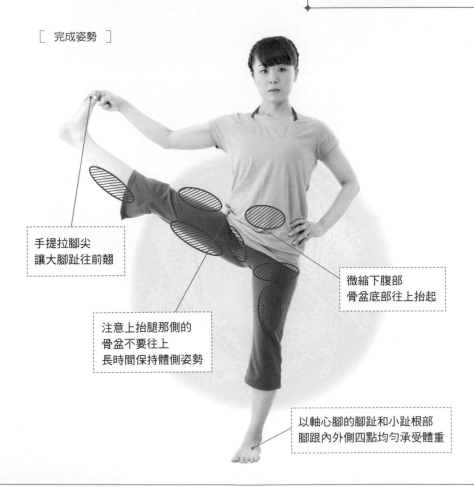

手提拉腳尖
讓大腳趾往前翹

注意上抬腿那側的
骨盆不要往上
長時間保持體側姿勢

微縮下腹部
骨盆底部往上抬起

以軸心腳的腳趾和小趾根部
腳跟內外側四點均勻承受體重

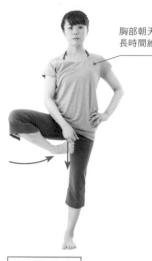

胸部朝天抬高
長時間維持右體側姿勢

右肩往後拉
大腳趾根部往前壓

1　自然呼吸

兩腿併攏站好，重複自然的呼吸，
右手食指和中指抓住右腳大腳
趾。拉向左大腿內側，挺胸。

2　吸氣

吸氣，右腳朝身體前方伸展。膝蓋
儘量不要彎曲。確實挺起上半身，
骨盆不要後傾。

下腹部微縮
右邊體側打直
不彎曲

3　吐氣　▶　呼吸3次

吐氣，右腳朝外側打開。以此姿勢呼
吸3次。然後換腳重複步驟1至3。

採取這種變化式也OK！

如果想鍛鍊髖關節柔軟度⋯⋯

步驟3的姿勢完成後，吸氣，腳回到正面。吐
氣時小腿貼近臉。以此姿勢進行呼吸3次。經
由意識身體的中心軸和保持平衡，能提高髖
關節的柔軟度。

鷹式

【Galdasana】
＊Galda代表「鳥王」或「毗濕奴的坐騎」。

瑜伽的代表性體位法之一，手腳交纏保持平衡的姿勢。猶如狙擊獵物的老鷹般將視線聚焦於指尖，能夠養精蓄銳和提高專注力。

手臂交纏使肩胛骨朝左右打開，可促進肩膀周遭的血液循環，進而舒緩肩膀痠痛。對於肩膀、背部和胸口的曲線雕塑也有極大的效果。促進血液循環後，也有提高免疫力和新陳代謝等作用。

❧ 主要功效
- ・提高肩胛骨柔軟度
- ・緊實上臂
- ・緊實整條腿
- ・提高專注力

❧ 小叮嚀
- ・剛開始可將腳與腰、手的動作分開練習，花點時間慢慢將動作組合起來，可幫助進步。

[完成姿勢]

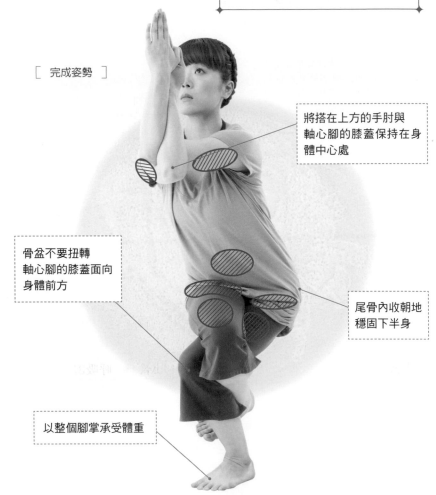

將搭在上方的手肘與軸心腳的膝蓋保持在身體中心處

骨盆不要扭轉軸心腳的膝蓋面向身體前方

尾骨內收朝地穩固下半身

以整個腳掌承受體重

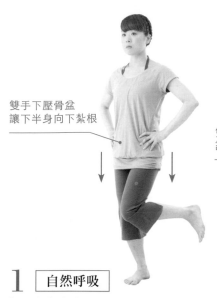

雙手下壓骨盆
讓下半身向下紮根

1 自然呼吸

採取山立式站姿（P.40），雙手扠
腰穩固下半身。自然呼吸，左膝微
微向後彎。

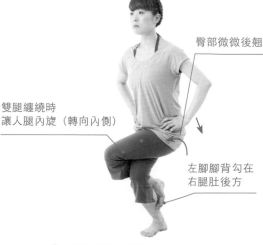

臀部微微後翹

雙腿纏繞時
讓人腿內旋（轉向內側）

左腳腳背勾在
右腿肚後方

2 吸氣 ▶ 吐氣

吸氣，從左腳大腿根部開始纏繞
右腳。吐氣，屈膝並放低腰部。

＊如果無法取得平衡，將纏繞腳
的腳尖觸地來進行。

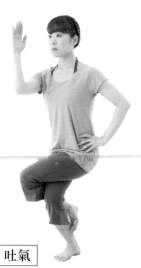

3 吐氣

保持下半身穩固並吐氣，彎起右
肘立於臉前方。

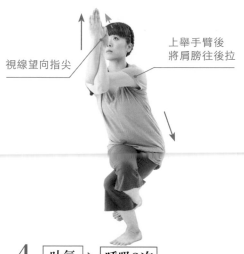

視線望向指尖

上舉手臂後
將肩膀往後拉

4 吐氣 ▶ 呼吸3次

吐氣，左臂穿插到右肘下方，由下往上合掌纏
繞右臂。吸氣，將交纏的雙臂向上舉，以此姿
勢呼吸3次，然後換手換腳重複步驟1至4。

＊如果無法合掌，雙手握拳手肘交叉即可。

半月式

【Ardha Chandrasana】
＊Ardha代表「一半」，Chandra則是「閃耀光輝之物」。

伸向天的指尖，和抬高腳的腳尖、踏地腳、觸地手描繪出半月形因而得名。感受身體擴展至四方，使用腹肌和背肌取得平衡的姿勢。將重心置於骨盆，緩緩伸展雙臂培養平衡感，可鍛鍊下半身。本體位法可伸展到全身每一處，將無精打采、倦怠感和疲勞一掃而空，使人神清氣爽。

🔱 主要功效
- 改善全身疲勞
- 緊實整條腿
- 提高專注力
- 神清氣爽

🔱 小叮嚀
- 將重心放在骨盆來穩固下半身。
- 意識到大腿略微內旋（轉向內側）伸展，避免抬高腿偏向背部，做出正確姿勢。

[完成姿勢]

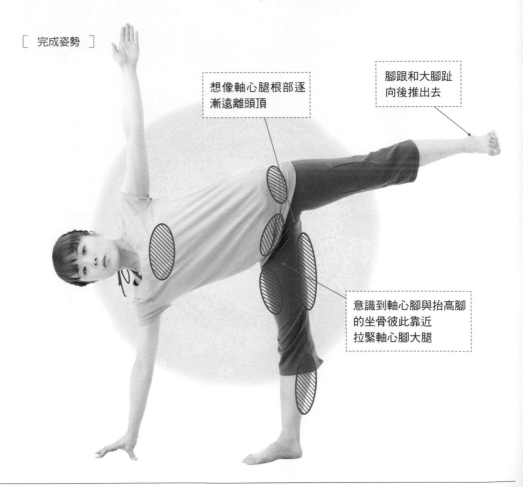

想像軸心腿根部逐漸遠離頭頂

腳跟和大腳趾向後推出去

意識到軸心腳與抬高腳的坐骨彼此靠近拉緊軸心腳大腿

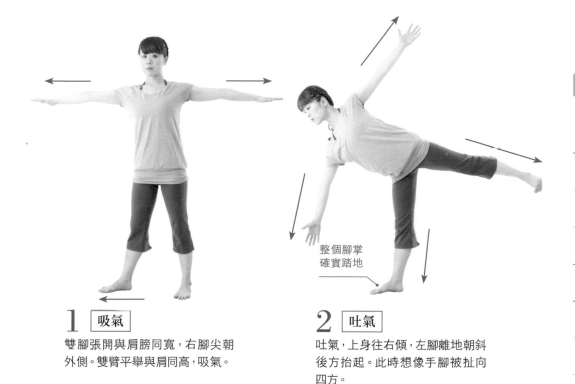

整個腳掌
確實踏地

大腳趾和後腳根
向後翹

骨盆朝正面

1 | 吸氣

雙腳張開與肩膀同寬，右腳尖朝外側。雙臂平舉與肩同高，吸氣。

2 | 吐氣

吐氣，上身往右傾，左腳離地朝斜後方抬起。此時想像手腳被扯向四方。

3 | 吸氣 ▶ 呼吸3次

右手觸地，左腳抬起至與地面平行。吸氣，左手向上伸展，呼吸3次。然後換腳重複步驟1至3。

*如果手碰不到地板，可將瑜伽磚（P.28）置於手下方。

側板式

【Vasisthasana】
＊Vasistha代表「偉大的瑜伽賢者（無與倫比之意）」。

梵語Vasistha是瑜伽的發祥地印度信仰的印度教中，最重視的敘事詩「摩訶婆羅多」內出現的七位賢者之一。側板式是獻給偉大的賢者Vasistha的體位法。

本體位法需使用全身的力量來保持平衡，可以均衡伸展到上臂、肩膀周遭、腰身、大腿等部位。此外，促進全身的血液循環後可提高新陳代謝，還有改善虛冷症、排出體內老舊廢物的效果。

✤ 主要功效
- 緊實上臂
- 緊實腰圍
- 改善虛冷症
- 提高專注力

✤ 小叮嚀
- 練習本體位法前，先進行熱身運動的伸展肩胛骨（P.34），放低肩胛骨減輕肩膀的負擔。
- 將瑜伽磚（P.28）夾在大腿內側來練習，更容易感覺到中心軸。

[完成姿勢]

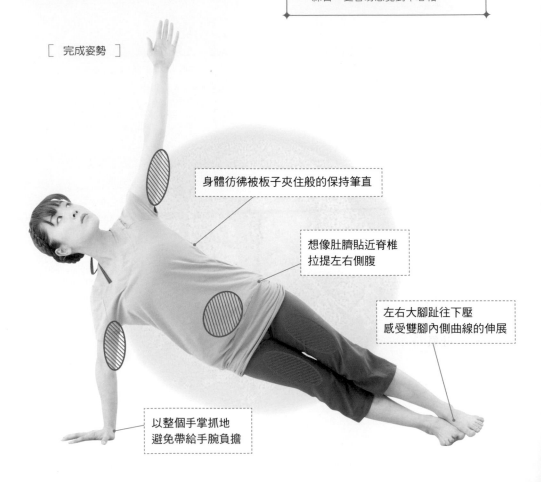

身體彷彿被板子夾住般的保持筆直

想像肚臍貼近脊椎拉提左右側腹

左右大腳趾往下壓感受雙腳內側曲線的伸展

以整個手掌抓地避免帶給手腕負擔

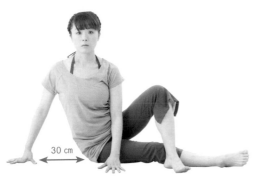

30 cm

1 吐氣

雙腳伸直側坐，右手放在腰的正側方約30cm的位置。左手於骨盆前觸地。左膝跨過右腳而立，吐一口氣。

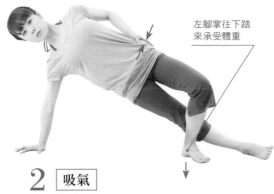

左腳掌往下踏來承受體重

2 吸氣

吸氣，用右手和左腳承載體重，上抬身體。左手扠腰，手腰互推般伸展右大腿內側。

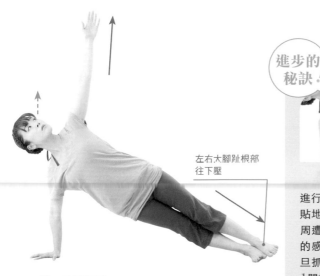

左右大腳趾根部往下壓

3 吐氣 ▶ 呼吸3次

吐氣，左腳放在右腳上併攏，身體保持一直線。吸氣，左手向上伸展，呼吸3次。然後換邊重複步驟1至3。

＊如果無法取得平衡，請利用牆壁，腳掌抵住牆壁來練習。

進步的秘訣！

進行步驟1至3的姿勢時，手肘貼地練習，便能掌握使用腹部周遭肌肉，還有身體保持直線的感覺，有助於取得平衡。一旦抓到感覺，試著再次從步驟1開始挑戰。

鶴式 中級

【Bakasana】
*Baka代表「鶴」。

抬起雙腿仿效鶴的姿勢，以張開的手指代替腳，雙腳腳尖併攏表現羽毛。以手臂支撐身體取得平衡，具有緊實上臂和肩膀周遭、強化腹肌的效果。

此外，加深姿勢可提高專注力，可想而知能漸漸調整身心平衡。

若想掌握手臂和腳產生的連帶感，可以先從花環式（P.78）開始練起。等可以正確的做出鶴式後，也等於將三角頭倒立式（P.156）和頭倒立式（P.158）必須使用到的肌肉調整好了。

⚜ 主要功效
- 緊實上臂
- 緊實腹部
- 提高內臟機能
- 提高專注力

⚜ 小叮嚀
- 留意下腹部、骨盆和背部，邊感受重心的位置，身體邊不急不徐的前傾，較容易銜接到步驟3。
- 本體位法有臉往前傾的動作，尚未熟練姿勢者，可把摺好的瑜伽毯（P.28）鋪在前方。

[完成姿勢]

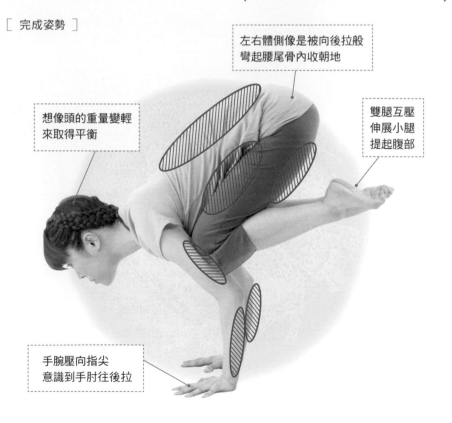

左右體側像是被向後拉般彎起腰尾骨內收朝地

想像頭的重量變輕來取得平衡

雙腿互壓伸展小腿提起腹部

手腕壓向指尖意識到手肘往後拉

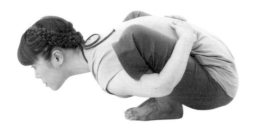

1 吐氣

大腳趾根部和腳跟併攏蹲下。吐氣並前傾上身。雙臂環抱腳繞到背部。詳細內容請參考花環式（P.78）。

上臂和膝蓋互抵來取得平衡

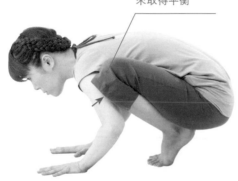

2 吸氣

於步驟1雙膝仍殘留有勒緊感的同時，打開雙臂與肩同寬後雙掌觸地，然後十指張開。吸氣，踮起腳跟上身前傾，雙膝擺在上臂上。

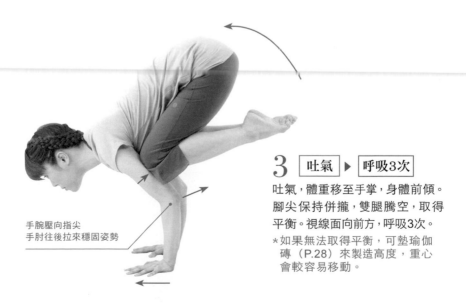

3 吐氣 ▶ 呼吸3次

吐氣，體重移至手掌，身體前傾。腳尖保持併攏，雙腿騰空，取得平衡。視線面向前方，呼吸3次。

＊如果無法取得平衡，可墊瑜伽磚（P.28）來製造高度，重心會較容易移動。

手腕壓向指尖
手肘往後拉來穩固姿勢

單腿格拉瓦式

【Eka Pada Galavasana】
＊Eka代表「1」，Pada是「腳」，Galava是「賢者Galava（名字）」之意。

梵語名稱的Galava，是印度神話中的聖人，眾友仙人的弟子。單腿格拉瓦式是獻給Galava的體位法，用身體前傾的力量和後腿拉向後方的力量相互抗衡，藉此取得平衡。

本體位法的特徵在於不能光靠手臂的力量，還得巧妙的調整重心位置來維持姿勢，因此最適合用來鍛鍊軀幹。不僅能提高髖關節的柔軟度、改善內臟和婦女病的不適症，對於上臂、臀部和大腿緊實效果也極高。

> ❧ **主要功效**
> ・緊實臀部
> ・緊實上臂
> ・提高髖關節柔軟度
> ・培養正面情緒
>
> ❧ **小叮嚀**
> ・光是保持步驟2的姿勢慢慢重複呼吸，就能提高專注力，培養正面情緒。
> ・先進行鴿王式的變化式（P.143）來放鬆髖關節，可幫助本體位法順利進行。

[完成姿勢]

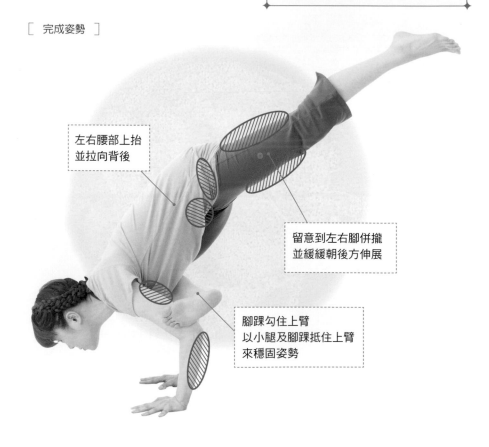

左右腰部上抬並拉向背後

留意到左右腳併攏並緩緩朝後方伸展

腳踝勾住上臂以小腿及腳踝抵住上臂來穩固姿勢

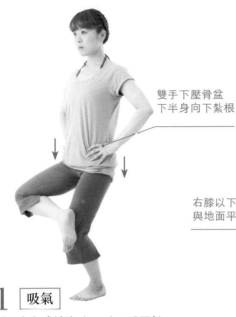

雙手下壓骨盆
下半身向下紮根

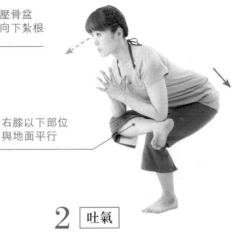

右膝以下部位
與地面平行

1 吸氣

採取山立式站姿（P.40），手置於
腰際來穩固下半身。雙膝微彎，右
腳擺在左膝上後吸氣。

2 吐氣

吐氣，合掌於胸前。腰部下沉，右
肘放在右膝上，左肘放在右腳踝
上。緩緩凝視前方。

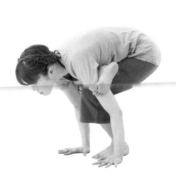

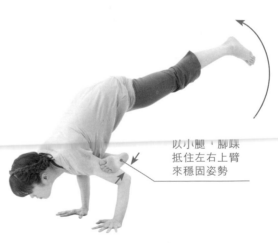

以小腿、腳踝
抵住左右上臂
來穩固姿勢

3 吸氣

吸氣，上半身更加前傾，以左右腋
下夾住右腿。右膝勾住右上臂，左
腳踝勾住左上臂，雙手觸地。

4 吐氣 ▶ 呼吸3次

吐氣，將重心移至雙手，使身體前
傾。一邊取得平衡，左腳一邊離
地朝後方伸展。維持此姿勢呼吸3
次。然後換腳重複步驟1至4。

前彎體位法

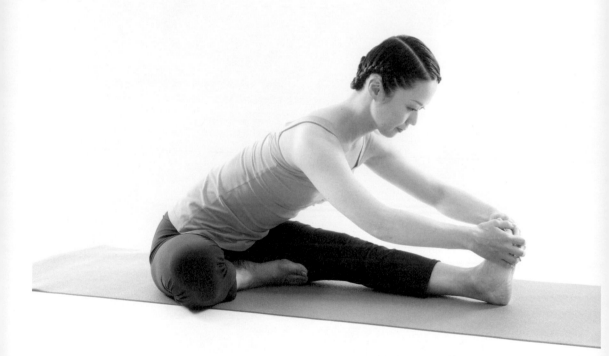

關於前彎體位法

上半身前傾的姿勢。前彎體位法分成站姿和坐姿。站姿前彎體位法能改善脊椎歪斜，舒緩肩痠和腰痛。坐姿前彎體位法則能消除下半身虛冷和水腫，並能緩解腳、腰部的疲勞。

無論哪種前彎體位法，重點在於將腳跟處想像為支點，將身體折成兩半，從髖關節開始確實往前傾，前彎時膝蓋窩後方感覺到疼痛者，請花點時間進行熱身運動，放鬆髖關節周圍的肌肉。

前彎體位法的練習重點

☑ 左右體側儘量維持相同長度。

☑ 於身體正面上抬的狀態下加深姿勢。

☑ 從髖關節往前傾時，腰部要挺直不彎曲。

☑ 在心如止水，情緒安定的情況下來練習。

本書介紹的主要體位法 ⑦

拉背式 （初級）

【Paschimottanasana】
*Paschimottana代表「西（身體背面）」，pashima為「對～強烈的」，tana則為「伸展」之意。

彎曲上半身伸展背部，臉貼近腳的姿勢。前
彎時微縮下腹部，抬起胸部和體側可以加
深呼吸，使心情況靜下來。

[完成姿勢]

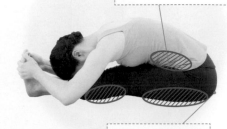

想像大腿拉近髖關節
上提下腹部

維持左右坐骨均等
承受體重的狀態

❧ 主要功效
- 緊實腹部
- 調整自律神經平衡
- 安定情緒
- 改善失眠

❧ 小叮嚀
- 以不會造成腰痛的程度，由髖關節
  彎曲上半身，使骨盆前傾。
- 練習時微縮下腹部，抬高胸部和體
  側可穩固姿勢。

*有效部位除上圖標記
處之外，還包括腿根
部。

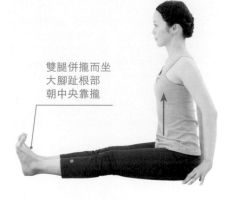

雙腿併攏而坐
大腳趾根部
朝中央靠攏

1 吸氣

雙腿伸直坐下。雙手觸地於臀部後方。
吸氣，手掌貼地。挺胸伸展兩邊體側。

*如果無法掌握坐骨貼地坐地的感覺，
 請在臀部下方鋪條摺疊好的瑜伽毯
 （P.28）。

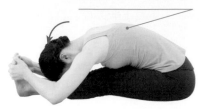

前彎時
想像肩胛骨下部被下壓

2 吐氣 ▶ 呼吸3次

保持身體正面挺起並吐氣，由髖關節開
始前彎，從外側握住腳掌。以此姿勢呼
吸3次。

*如果手搆不到腳尖者，可以屈膝，或
 在腳趾根部套上伸展帶（P.28），握
 住帶子兩端。

頭碰膝式 初級

【Janu Sirsasana】
*Janu代表「膝蓋」，Sirsa是「頭」。

以伸展腿的小腿貼臉，是單腿前彎的代表性體位法之一。藉由穩固坐骨，緩緩伸展後頸部，可提高放鬆的效果。

主要功效
· 緊實腹部
· 提高內臟機能
· 改善虛冷症
· 安定情緒

小叮嚀
· 彎曲腿側的骨盆容易打開，所以在步驟1時要確實扭轉身體，讓骨盆朝向正面。
· 步驟2時，以雙手往前拉的力量抬起雙腋，加深前彎。

[完成姿勢]

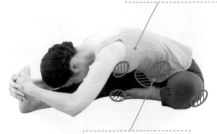

長時間維持
左右體側姿勢來加深前彎

左右坐骨觸地
骨盆保持朝向正面

＊左右坐骨觸地，骨盆保持朝向正面

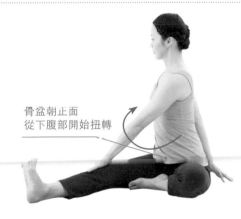

骨盆朝正面
從下腹部開始扭轉

1 吸氣

伸直右腳坐下。左腳屈膝，腳跟貼近右大腿根部。左手壓住右膝外側，右手貼於腰後。吸氣，挺起上半身，從下腹部開始扭轉。

＊如果無法掌握到坐骨貼地感覺，請在臀部下方鋪條摺疊好的瑜伽毯（P.28）。

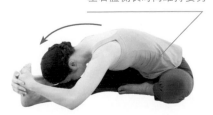

左右體側長時間維持姿勢

2 吐氣 ▶ 呼吸3次

保持上半身挺直並吐氣，從髖關節開始前彎，雙手握住右腳掌。以此姿勢呼吸3次，然後換腳重複步驟1至2。

坐角式 （中級）

【Upavistha Konasana】
＊Upavistha為「坐」，Kona是「（向某個角度）彎曲」和「角度」之意。

雙腳左右打開的前彎體位法。雙腿打開到能夠順暢呼吸的範圍。除了能改善骨盆周遭的血液循環之外，還有調整子宮和卵巢機能的效果。

[完成姿勢]

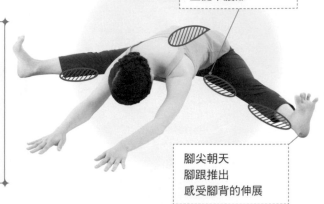

以大腿後側上方壓地
上提下腹部

腳尖朝天
腳跟推出
感受腳背的伸展

> ⚜ **主要功效**
> ・舒緩婦女病的不適症
> ・緊實大腿
> ・改善虛冷症
> ・改善腳水腫
>
> ⚜ **小叮嚀**
> ・進行步驟1時，想像腰部下方的脊椎和坐骨被重力拉向地面，身體正面就會自然往上抬。

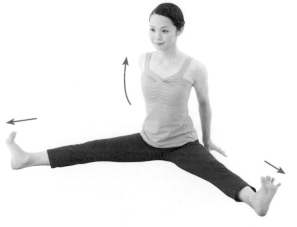

1 吸氣

雙腳打開至不勉強的範圍，左右坐骨貼地立起骨盆。手置於腰後，吸氣挺胸。

＊如果掌握不到坐骨貼地感覺，請在臀部下方鋪條摺疊好的瑜伽毯（P.28）。

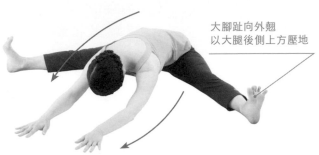

大腳趾向外翹
以大腿後側上方壓地

2 吐氣 ▶ 呼吸3次

吐氣，上半身從髖關節開始前傾，伸展手臂。下腹部維持上提並伸展背肌。以此姿勢呼吸3次。

束角式 （初級）

【Baddha Konasana】
＊Baddha代表「被束縛」，Kona是「（向某個角度）彎曲」和「角度」。

以雙腳腳掌相對「合十」的姿勢，可矯正髖
關節和骨盆歪斜。髖關節不勉強打開，重複
緩慢的呼吸，便能得到放鬆的效果。

❧ **主要功效**
・矯正骨盆歪斜
・緊實臀部
・改善便秘
・安定情緒

❧ **小叮嚀**
・勉強打開髖關節會引發疼痛，請特
別留意。於步驟1臀部向後翹，接
著意識到尾骨放低後，較容易打開
髖關節。

[完成姿勢]

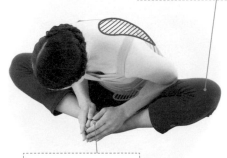

想像從大腿內側
腿根部朝膝蓋伸展

雙手將腳跟推向恥骨
伸展背肌

＊有效部位除上圖標記處之外，還包括腿根部。

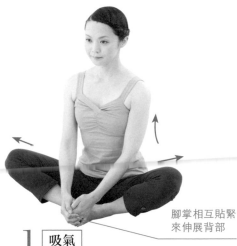

腳掌相互貼緊
來伸展背部

1 吸氣

雙腳腳掌合十坐下，雙手捧住
腳尖。吸氣，將腳跟拉近恥
骨，上提下腹部伸展背部。

＊如果無法掌握坐骨貼地感
覺，請在臀部下方鋪條摺疊
好的瑜伽毯（P.28）。

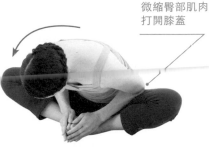

微縮臀部肌肉
打開膝蓋

2 吐氣 ▶ 呼吸3次

保持坐骨紮根於地並吐氣，
上半身從髖關節開始前傾。
以此姿勢呼吸3次。

站姿前彎式 （初級）

【Uttanasana】
＊Ut為「強烈的」，tana代表「伸展」。

上半身從髖關節開始前傾，手腳向下紮根的
姿勢。頭頂朝下能使氧氣遍布整個腦部，獲
得神清氣爽的感覺。

本體位法可放鬆緊繃的手臂和肩膀，發揮改
善肩痠和全身疲勞的效果，還能促進指尖和
腳尖的末梢血液循環，有效改善虛冷症。做
完後，身體應該會感到暖烘烘的，而且還有
舒緩眼睛疲勞、改善臉部血液循環及消除
水腫的作用。

⚜ 主要功效
- 緊實背部
- 舒緩眼部疲勞
- 提高專注力
- 神清氣爽

⚜ 小叮嚀
- 膝蓋挺直是肌肉疼痛的原因，所以
  伸展腰部時膝蓋要微彎，有助身體
  從髖關節往下彎。
- 雙腿打開略超過肩寬，身體較容易
  前彎。

[完成姿勢]

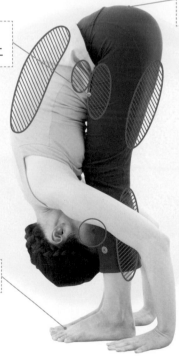

使用腳的肌肉
將坐骨上抬朝天

上提下腹部
想像身體從髖關節一折為二

腳掌踏地均等承受體重

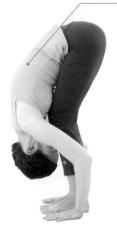

上半身不要施力
把重心交給身體

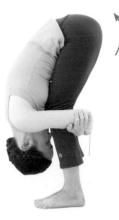

提起下腹部
長時間維持體側姿勢

大腿背面
往後輕壓

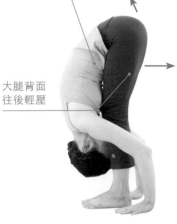

1 吐氣

腳打開與肩膀同寬,微彎膝
蓋。吐氣,前傾上半身以雙
手觸地。

＊如果手掌無法觸地,可微
彎膝蓋。

2 吸氣 ▶ 吐氣

吸氣,抱肘於膝後方。吐
氣,雙臂移向腳踝,同時坐
骨朝天上抬。

3 吐氣 ▶ 呼吸3次

坐骨保持抬高,手掌貼地。
一邊吐氣一邊加深前彎。慢
慢伸展膝蓋。以此姿勢呼吸
3次。

PART ② 體位法導覽 站姿 坐姿 扭轉 平衡 前彎 後彎 倒立 放鬆

採取這種變化式也OK！

如果想提高放鬆效果……

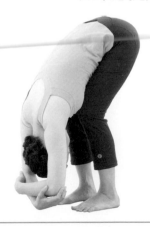

雙腳打開與肩同寬,膝蓋微彎。
吐氣,上半身從髖關節開始前
傾,抱肘於頭部上方。將大腿靠
在身體正面,放鬆上半身力量,
想像身體垂吊的畫面,讓腰部休
息,可獲得更佳的放鬆效果。

睡龜式 高級

【Supta Kurmasana】
＊Supta為「睡」，Kurma代表「龜」。

以背部為甲殼，伸向斜前方的雙腿當作前腳，伸向斜後方的雙臂視為後腳，用全身表現烏龜沉睡的姿勢。本體位法講求髖關節和肩胛骨的柔軟度，在深呼吸的同時加深姿勢，可發揮改善腰痠、腰痛的效果。

由於難度高，相對效果也非常好。給予手臂、腳、腰、背部等全身部位刺激，達到顯著的緊實效果。此外，重複緩慢的呼吸，會互相刺激到交感神經和副交感神經，調整自律神經。

⚜ 主要功效
- ·改善全身疲勞
- ·改善肩膀痠痛
- ·提高髖關節柔軟度
- ·安定情緒

⚜ 小叮嚀
- ·由步驟2的狀態，改將手臂和膝蓋後方互抵，下巴貼地俯臥，也能獲得與睡龜式的類似效果。
- ·進行本體位法前先練習花環式（P.78）和坐角式（P.114），提高髖關節柔軟度，有助於組合動作。

[完成姿勢]

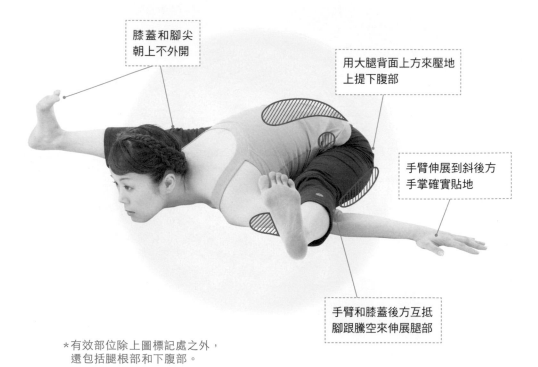

膝蓋和腳尖朝上不外開

用大腿背面上方來壓地上提下腹部

手臂伸展到斜後方手掌確實貼地

手臂和膝蓋後方互抵腳跟騰空來伸展腿部

＊有效部位除上圖標記處之外，還包括腿根部和下腹部。

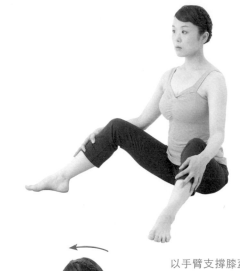

1 吸氣

雙腿緩緩打開，輕輕立膝而坐。左右坐骨均等承受體重伸展背肌，吸氣。

＊無法掌握坐骨貼地感覺者，請在臀部下方鋪條摺好的瑜伽毯（P.28）。

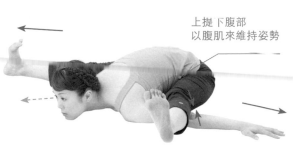

以手臂支撐膝蓋
上半身慢慢往前傾

2 吐氣 ▶ 吸氣 ▶ 吐氣

吐氣，上半身前傾。左臂穿過左小腿下方，肩膀接近地面。手掌朝下觸地。吸一口氣，吐氣的同時右臂同樣穿過右小腿下方。

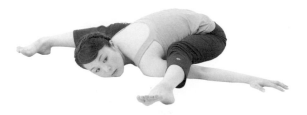

上提下腹部
以腹肌來維持姿勢

3 吸氣 ▶ 呼吸3次

吸氣，以膝蓋後方壓住手臂，彷彿翹起腳跟般使雙腿騰空。將視線落於前方，以此姿勢呼吸3次。

4 自然呼吸

鬆開姿勢時，單邊臉頰貼地，腳跟壓地抬起膝蓋。先後抽出小腿下方的手臂後，坐起上半身。

聖哲瑪里琪第一式 （中級）

【MarichyasanaA】
＊Marichy為太陽神一族的賢者。

歌頌太陽神一族的賢者Marichy的體位法之
一。Marichy是印度信仰的印度教的賢者，
在佛教名稱為「摩利支天」。與聖哲瑪里琪
變化式（P.92）相同，是立起單膝練習的體
位法。

以手臂箍住雙腿，提高肩胛骨的柔軟度，舒
緩肩膀痠痛。此外，練習時縮腹，能活化肝
臟和腎臟等腹部組織，並有促進消化機能、
調整內臟機能等效果。

[完成姿勢]

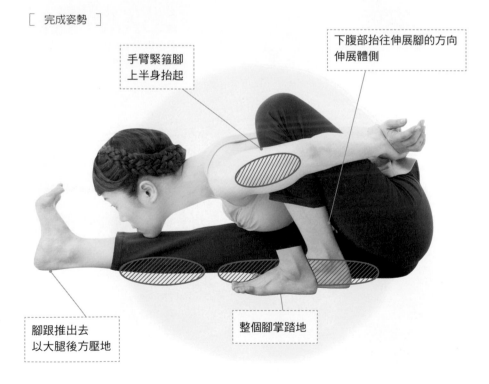

手臂緊箍腳
上半身抬起

下腹部抬往伸展腳的方向
伸展體側

腳跟推出去
以大腿後方壓地

整個腳掌踏地

＊有效部位除上圖標記處之外，還包括背部和下腹部。

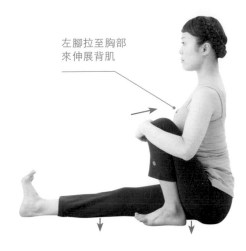

左腳拉至胸部
來伸展背肌

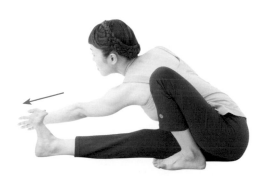

1 吸氣

採取手杖式（P.67）。左手抱住立起的左膝。以右邊坐骨承受體重，大腿後方壓地，腳跟推出去，左邊坐骨微微騰空。

2 吐氣

右手壓地支撐身體，吐氣，左臂由左膝內側朝斜前方伸展，伸展左邊體側。

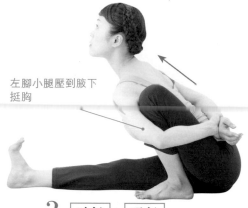

左腳小腿壓到腋下
挺胸

左邊體側靠向右腳
來加深前彎

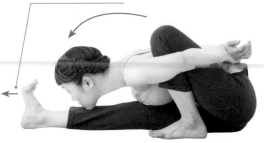

3 吐氣 ▶ 吸氣

吐氣，左手從左腳外側繞到背後抓住背後的右手腕。吸氣，抬起上半身。

＊如果兩手無法於背後交握，將伸展帶（P.28）或毛巾繞到背後，手執兩端來練習。

4 吐氣 ▶ 呼吸3次

吐氣，上半身往前傾，下巴貼近右小腿。以此姿勢進行呼吸3次。然後換腳重複步驟1至4。

後彎體位法

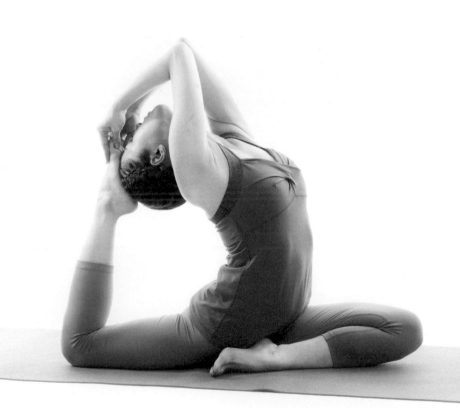

關於後彎體位法

　　像用全身描繪弓形般，將上體後彎的姿勢。如果姿勢正確，可矯正脊椎歪斜、駝背和舒緩腰痛。重複持續深呼吸來擴胸，能解放身心、產生正面情緒，替身體灌注活力。

　　進行後彎體位法時的重點，在於挺胸、肩胛骨放低，還有縮緊下腹部來穩固身體的根基。一旦放鬆下腹部，會增加腰部負擔，是導致受傷的主因。進行動作時，一旦腰和頸部感覺不對勁，就要不急不徐地放鬆姿勢。

後彎體位法的練習重點

- ☑ 胸部朝天抬起，放鬆肩膀力量。
- ☑ 進行上下伸展的同時，也要感受到胸部朝左右展開。
- ☑ 縮緊下腹部時要避免彎腰。
- ☑ 一旦腰部和頸部出現疼痛感，要緩緩放鬆姿勢。

本書介紹的主要體位法 13

眼鏡蛇第二式 (初級)

【Bhujangasana II 】
＊Bhujanga是「蛇」的意思。

如同埃及的斯芬克斯（人面獅身像）般，挺起上
半身的後彎姿勢。可以確實伸展腹部、背部、腳，
還有美化曲線的效果。對於預防腰痛也很有效。

[完成姿勢]

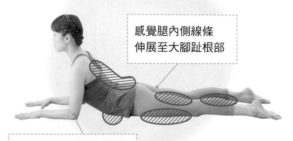

⚜ **主要功效**
- 緊實背部
- 舒緩全身疲勞
- 提高內臟機能
- 紓壓

⚜ **小叮嚀**
- 下腹部用力，肚臍朝背部上抬，尾
  骨朝下，可減輕腰部的負擔。
- 將意識集中至腳尖，避免腳跟向外
  側打開

感覺腿內側線條
伸展至大腳趾根部

維持手肘往後拉的姿勢

＊有效部位除上圖標記外，
還包含胸部。

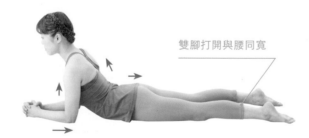

雙腳打開與腰同寬

1 吸氣

身體趴地，吸氣的同時抬起上
半身，手肘撐地於肩膀正下
方，雙手交握於胸前。這時，
手肘向後拉來伸展體側。

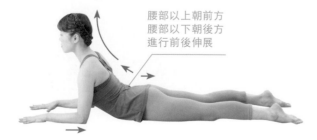

腰部以上朝前方
腰部以下朝後方
進行前後伸展

2 吸氣 ▶ 呼吸3次

左右手臂保持平行，從小指
依序讓手掌貼地。吸氣，意識
到下臂向後拉，上半身朝斜上
方伸展。以此姿勢呼吸3次。

眼鏡蛇式 （初級）

【Bhujangasana】初級
＊Bhujanga是「蛇」的意思。

想像眼鏡蛇昂起頭的畫面抬起胸，伸展腰部的姿勢。提起下腹部、擴胸可改善駝背及矯正姿勢。

[完成姿勢]

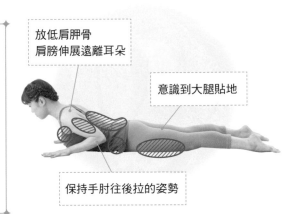

放低肩胛骨
肩膀伸展遠離耳朵

意識到大腿貼地

保持手肘往後拉的姿勢

🌱 主要功效
・豐胸
・緊實臀部
・矯正姿勢
・安定情緒

🌱 小叮嚀
・過度彎曲肩膀是造成疼痛的原因。練習時，請想像下腹部上提和擴胸的畫面。
・用步驟1的姿勢單腳交替確實向後方伸展，可減輕對腰椎的負擔。

收緊腋下
意識手掌往後拉

5 cm

1 吐氣

趴地，雙腳打開與腰同寬，雙手貼地於胸旁兩側。吐氣，手掌壓地，單腿交替抬高至離地5cm處並向後伸展，再靜靜的放下。

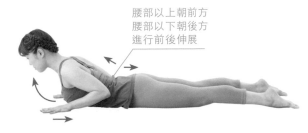

腰部以上朝前方
腰部以下朝後方
進行前後伸展

2 吸氣 ▶ 呼吸3次

吸氣，撐起上半身，胸部朝天抬起。以此姿勢進行呼吸3次。

＊如果肩胛骨周圍無法動彈，增寬雙掌間距會較容易活動。

蝗蟲式 初級

【Salabhasana】
＊Salabha是「蝗蟲」的意思。

宛如蝗蟲般抬高腿、胸的姿勢。具有鍛鍊背
肌、雕塑背姿的效果。利用此體位法擴胸加
深呼吸，也有助於紓壓及培養正面情緒。

[完成姿勢]

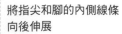
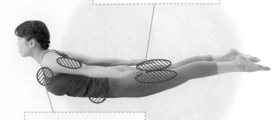

將指尖和腳的內側線條
向後伸展

想像胸部吊向前方般
抬起上體

🔱 主要功效
- 調整自律神經平衡
- 緊實背部
- 緊實大腿
- 神清氣爽

🔱 小叮嚀
- 進行步驟3的姿勢時，首先腳跟推
  出去伸展腰部，接著張開腳趾將向
  後翹起大腳趾，就能做出正確的姿
  勢。

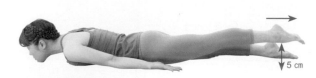

5 cm

1 | 吐氣

身體趴地，雙腳打開與腰同寬，手
掌朝上放在身體兩側。吐氣，以手
背壓地，單腿交替抬高至離地
5cm處且向後伸展，再靜靜放下。

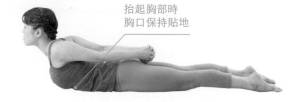

抬起胸部時
胸口保持貼地

2 | 自然呼吸 ▶ 吸氣

自然呼吸，手肘彎曲，雙手交握於
背後。吸氣，手朝後方伸展，抬起
胸部。

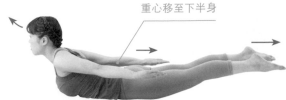

重心移至下半身

3 | 吸氣 ▶ 呼吸3次

吸氣，雙腿舉到離地5cm處，向後
伸展。雙手放開，手掌朝上向後伸
展。以此姿勢呼吸3次。

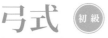

弓式 初級

【Dhanurasana】
＊Dhanura是「弓」的意思。

語源為模仿弓弦的姿勢，手腳並用後彎全身。由於能夠確實伸展大腿前面，對背部、臀部和大腿後面均有緊實效果。

⚜ 主要功效
- 緊實臀部
- 矯正姿勢
- 神清氣爽
- 改善失眠

⚜ 小叮嚀
- 進行步驟 1 時，想像大腿內側內旋（朝內旋轉）並接近天花板，較能做出正確的姿勢。

[完成姿勢]

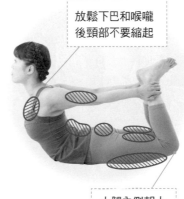

放鬆下巴和喉嚨
後頸部不要縮起

大腿內側朝上
保持膝蓋併攏

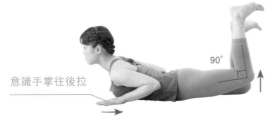

意識手掌往後拉

90°

1 吐氣

趴地，手掌放在胸旁兩側，屈膝90度。吐氣，從大腿根部開始單腿輪流上抬，左右腿各抬2至3次。

左右腿併攏進行

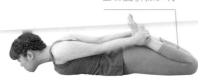

2 吐氣

雙膝彎向臀部，握住腳踝。下巴貼地，吐一口氣。

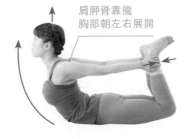

肩胛骨靠攏
胸部朝左右展開

3 吸氣 ▶ 呼吸3次

吸氣，手掌和小腿彷彿相互壓制般，將上半身、雙膝抬起。以此姿勢呼吸3次。

＊如果無法同時握住雙腳，可改採單腳分別進行。

仰臥英雄式 （初級）

【Supta Virasana】
＊Supta是「仰臥」或「躺」，Vira為「英雄」的意思。

「英雄式」是瑜伽代表性坐姿體位法之一。
從跪坐的姿勢轉為雙膝朝外打開坐地，在日
本稱為「鴨子坐姿」。仰臥英雄式，就是鴨
子坐姿從上半身往後倒。以髖關節的形狀
而論，女性較男性容易做出本動作。
以伸展大腿正面、擴胸來加深呼吸，可紓緩
身心疲勞，還能提高內臟機能、促進消化。
吃太飽的時候也很適合練習。

⚜ **主要功效**
- ·舒緩全身疲勞
- ·緊實臀部
- ·矯正姿勢
- ·提高內臟機能

⚜ **小叮嚀**
- ·在背部下方鋪上摺疊好的瑜伽毯和
  瑜伽枕（P.28），可提高放鬆效
  果。然後維持步驟3的姿勢數分鐘
  到10分鐘
- ·左右。

[完成姿勢]

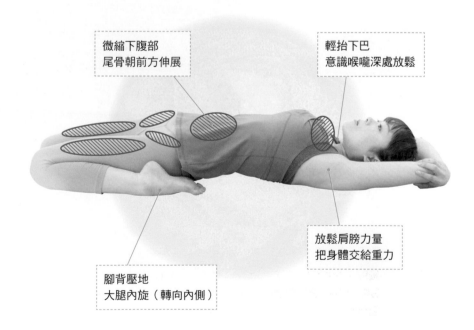

微縮下腹部
尾骨朝前方伸展

輕抬下巴
意識喉嚨深處放鬆

腳背壓地
大腿內旋（轉向內側）

放鬆肩膀力量
把身體交給重力

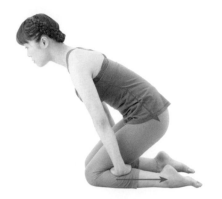

1 自然呼吸

雙膝併攏，腳跟與腰同寬。手掌
將小腿的肌肉往後推，腰部放低
至腳跟之間。

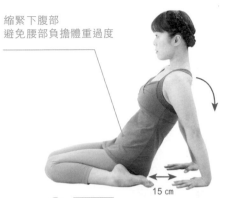

縮緊下腹部
避免腰部負擔體重過度

15 cm

2 吸氣

手掌觸地於背後約15cm處，指尖
朝內側。伸展背部，長時間維持體
側姿勢，吸氣。

＊如果膝蓋會騰空者，可將膝蓋
　略朝外側打開。

大腿內旋（轉向內側）

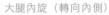

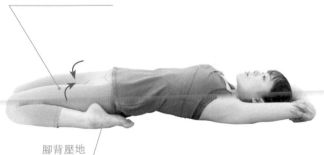

腳背壓地

3 吐氣 ▶ 呼吸3次

保持腰部挺直，吐氣並將上半身往後
倒，仰躺在地。雙手交叉抱肘於頭
頂。以此姿勢呼吸3次。

＊如果無法維持姿勢，可拿瑜伽枕墊
　在背部下方，或單腳來練習。

反向棒式 初級

【Purvottanasana】
＊Purvo代表「東（身體前側之意）」、Ut是「強烈的」，tan則為「伸展」之意。

手腳並用支撐全身來伸展身體前側，擺出桌子的
姿勢。能夠擴展肋間，使呼吸變得輕鬆，使人神
清氣爽起來。也相當適合強化腹肌、手臂、手腕
等部位。

[完成姿勢]

⚜ **主要功效**
・緊實上臂
・緊實腹部
・舒緩肩痠
・強化體幹

⚜ **小叮嚀**
・將瑜伽磚（P.28）夾在大腿之間，
　較容易感受到身體軸心。
・伸展大腿內側和兩邊側腰，運用體
　幹來支撐身體。

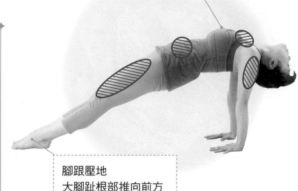

胸部展開朝天挺起

腳跟壓地
大腳趾根部推向前方

手肘微微放鬆
避免僵直

20 cm

1　自然呼吸

雙腿伸直而坐，手打開與肩同寬，指
尖朝內，放在臀部後方20cm處。視
線望向腳尖。

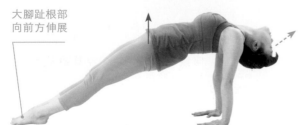

大腳趾根部
向前方伸展

2　吸氣 ▶ 呼吸3次

吸氣，手掌壓地挺腰。腳跟踏地，確
實伸展至腳尖來支撐體重。視線朝
斜上方，以此姿勢進行呼吸3次。

＊如果無法取得平衡，屈膝90度。
　頸部不適者，微仰起下巴，視線
　望向腳尖。

上犬式 中級

【Urdhva Mukha Svanasana】
＊Urdhva為「上方」、Mukha是「向」，Svana則是「犬」之意。

是倒轉體位法下犬式（P.148）的相反體位法。從狗仰頭向上伸展的形狀引申出的姿勢。有時可以拿來取代太陽禮拜式（P.36）裡的眼鏡蛇式。

❧ 主要功效
- 舒緩全身疲勞
- 緊實臀部
- 矯正姿勢
- 改善呼吸系統的不適症狀

❧ 小叮嚀
- 練習本體位法前，先進行熱身運動伸展肩胛骨（P.34）的步驟3和4後，較好掌握到手壓地擴胸的感覺。

[完成姿勢]

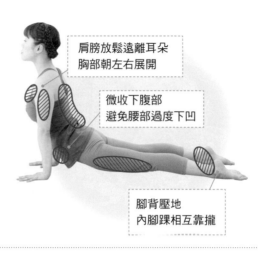

肩膀放鬆遠離耳朵
胸部朝左右展開

微收下腹部
避免腰部過度下凹

腳背壓地
內腳踝相互靠攏

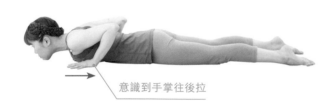

意識到手掌往後拉

1 吐氣

身體趴地，腳與腰同寬，手掌置於胸旁兩側。然後打開腳趾，伸展左右小腿，兩腋收緊，吐一口氣。

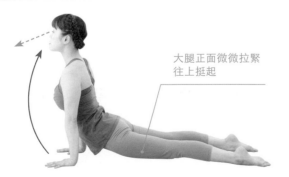

大腿正面微微拉緊往上挺起

2 吸氣 ▶ 呼吸3次

吸氣，手掌壓地，上半身朝天抬起。以雙手和雙腳背支撐身體，膝蓋騰空。視線望向斜下方，以此姿勢呼吸3次。

＊如果腰產生負荷感時，可將瑜伽磚（P.28）置於雙手下方。

橋式 （初級）

【Setu Bandhasana】
＊Setu代表「橋」，Bandha是「固定」之意。

背部彷彿半圓形拱橋般向後彎的姿勢。是後彎體位法中難度較低的動作，又因容易掌握擴胸的感覺，是很受歡迎的姿勢。

以手臂和腳壓地挺起腰，在背部後方製造寬裕的空間，可以改善駝背、矯正脊椎歪斜和調整姿勢。全身上下皆能獲得伸展，能有效消除疲勞。還可豐胸和美化體態，相當推薦女性練習。

⚜ 主要功效
- ・矯正姿勢
- ・豐胸
- ・改善肩痠
- ・培養正面情緒

⚜ 小叮嚀
- ・練習本體位法之前，請先進行弓式（P.127）的步驟1，使用大腿的肌肉，較容易掌握到姿勢穩固的感覺。

[完成姿勢]

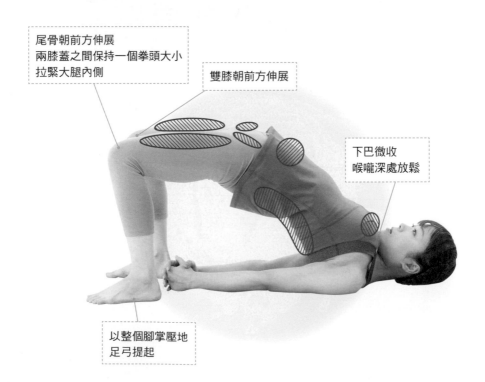

尾骨朝前方伸展
兩膝蓋之間保持一個拳頭大小
拉緊大腿內側

雙膝朝前方伸展

下巴微收
喉嚨深處放鬆

以整個腳掌壓地
足弓提起

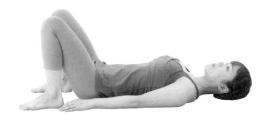

1 自然呼吸

仰躺在地，雙腳張開與腰同寬，立起雙膝，手臂朝兩側伸展。

繃緊大腿內側
避免膝蓋外開

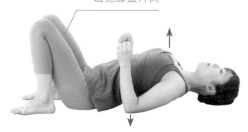

2 吐氣

吐氣，以肘立地朝天挺胸。雙膝間距保持一個拳頭大小的範圍內。

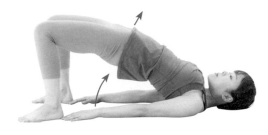

3 吸氣

手臂伸直以掌貼地。吸氣，腰向上挺。用肩膀、手臂、雙腳掌來支撐體重。

＊如果於步驟4時無法十指相扣，建議練習到步驟3即可。

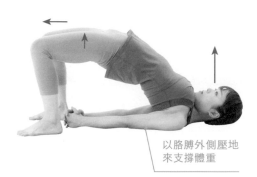

以胳膊外側壓地
來支撐體重

4 吐氣 ▶ 呼吸3次

吐氣，兩邊肩胛骨靠攏，於背部下方十指相扣。挺起腰和胸部，大腿正面抬高與地面平行。視線望向天花板，以此姿勢進行呼吸3次。

新月式 初級

【Anjeyerasana】
＊Anjeya代表「禮拜」或「讚美」之意。

向上伸直的手臂，與朝後方伸展的腿串連為圓弧狀線條，因此稱作新月式。修習阿斯坦加瑜伽（P.182），必須講求髖關節的柔軟度。

本體位法透過緩緩伸展鼠蹊部鍛鍊下半身。伸展髖關節和大腿正面，也能預防及改善腰痛，矯正髖關節和骨盆歪斜。對於婦女病的不適症狀也有舒緩效果，特別適合女性練習。

⚜ 主要功效
- 舒緩全身疲勞
- 強化軀幹
- 緊實背部
- 舒緩婦女病不適症狀

⚜ 小叮嚀
- 屈膝腿側的髖關節感覺不適時，腳朝外側移動擴大腰的範圍，會較好掌握姿。

[完成姿勢]

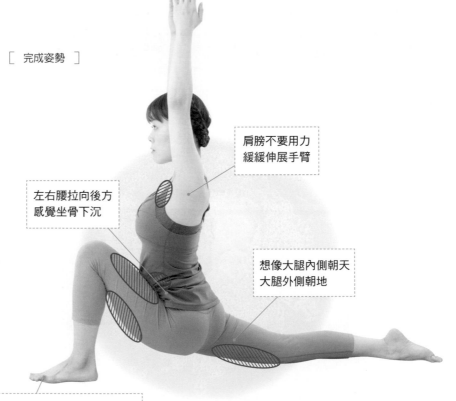

肩膀不要用力緩緩伸展手臂

左右腰拉向後方感覺坐骨下沉

想像大腿內側朝天大腿外側朝地

以大腳趾根部和腳跟承受體重

＊有效部位除上圖標記處之外，還包括腿根部。

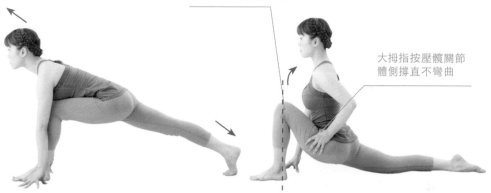

膝蓋彎到腳跟正上方

大拇指按壓髖關節
體側撐直不彎曲

1 吸氣 ▶ 吐氣

採取山立式站姿（P.40），雙手扠
腰膝蓋微彎。吸氣，右腿大步後
跨，腰往下坐，雙手貼在左腳兩
側，吐氣。

2 吐氣

右膝和右腳背貼地，抬起上半身。
吐氣，左膝加深彎曲，伸展右大腿
正面。彷彿用左拇指把大腿腿根
部壓低般，使骨盆朝向正面。

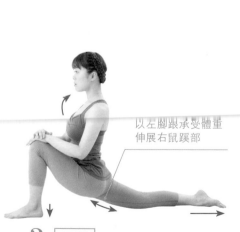

以左腳跟承受體重
伸展右鼠蹊部

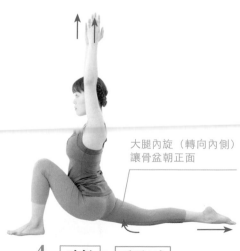

大腿內旋（轉向內側）
讓骨盆朝正面

3 吸氣

吸氣，挺胸朝天，手置於左膝。

*如果左腳跟會騰空，左腳稍微
　往前挪。

4 吐氣 ▶ 呼吸3次

吐氣，雙臂向上伸展，手掌向內
側。以此姿勢呼吸3次，然後換腳
重複步驟1至4。

駱駝式

【Ustrasana】
＊Ustra代表「駱駝」。

是由處於沙漠熾陽下，仍精力充沛的駱駝的形象所衍生出的姿勢。挺胸抬起上身的形狀貌似駱駝的駝峰，所以才被稱作駱駝式。全身後彎打開胸部及肩膀，可達到矯正姿勢、豐胸的效果還能提高背部、腰、髖關節的柔軟度，活化內臟機能。亦可刺激背部使交感神經居於優勢地位，適合想神清氣爽、消除睡意的時候練習。

> ⚜ **主要功效**
> ・矯正姿勢
> ・豐胸
> ・提高內臟機能
> ・調整自律神經平衡
>
> ⚜ **小叮嚀**
> ・建議先進行橋式（P.132）和弓式（P.127）的步驟1再練習本體位法，會較好掌握擴胸的感覺。
> ・本體位法對於頸、肩、腰的負擔很大，伸展程度以舒適為佳，切忌勉強。

[完成姿勢]

下巴微收
放鬆喉嚨深處
輕柔的伸展後頸部

下腹部微縮
感覺髖關節
正面朝上下拉伸

伸展腳內側線條
以膝蓋壓地

拉緊大腿內側
左右坐骨朝膝蓋伸展

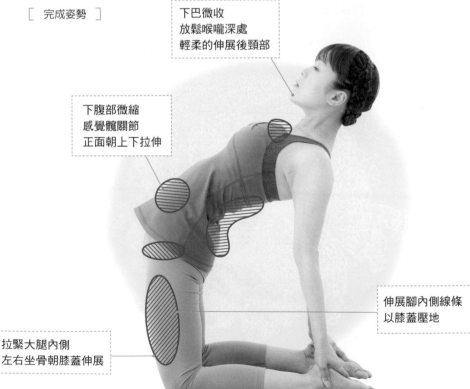

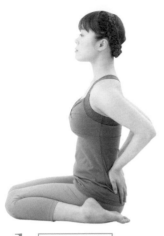

夾緊大腿內側
坐骨往膝蓋方向前移
讓胸前可以自然地抬起

90°

1 自然呼吸

雙膝跪地，手將小腿肚的肌肉推向後方，腰往下坐於兩腳跟之間。手掌貼在腰上。詳細內容請參考仰臥英雄式（P.128）

2 吸氣

雙腳打開與腰同寬，屈膝90度跪立。手掌將臀部往下推。保持下半身穩固，然後吸氣朝天挺胸。視線望向斜上方。

髖關節正面朝上下緩緩伸展
不要往前壓

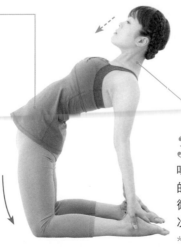

頸部放鬆不緊繃

3 吐氣 ▶ 呼吸3次

吐氣，手離開腰際，雙膝用力壓地的同時，單手先後握住腳跟。下巴微收伸展後頸部。擴胸，呼吸3次。

＊如果感覺腰頸負荷過重，可踮起腳尖來練習。

蛙式 （高級）

【Bhekasana】
＊Bheka代表「蛙」。

因趴地後抬胸的姿勢，動作貌似四肢匍匐的青蛙而得名。其難度高，錯誤的姿勢會導致身體疼痛，所以每個練習步驟都要謹慎進行。

本體位法能夠伸展、強化身體正面，具有緊實大腿、背部和臀部的效果。此外，肩胛骨和髖關節的柔軟度提高後，還能改善腰痠背痛、消除腰腳疲勞感和全身倦怠感。

⚜ 主要功效

- 改善全身疲勞
- 緊實大腿
- 豐胸
- 改善肩痠

⚜ 小叮嚀

- 肩胛骨的柔軟度要高，雙手雙腳才能同步進行動作。勉強擺出姿勢會造成關節疼痛，因此先以步驟2為完成姿勢，以單腳先後練習，學習擺出本體位法必要的柔軟度。

[完成姿勢]

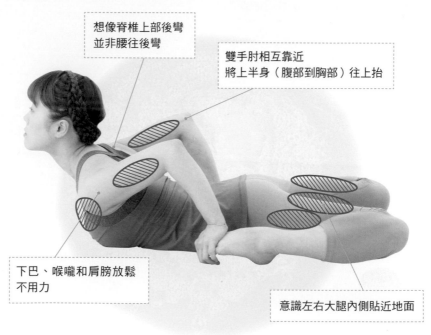

想像脊椎上部後彎
並非腰往後彎

雙手肘相互靠近
將上半身（腹部到胸部）往上抬

下巴、喉嚨和肩膀放鬆
不用力

意識左右大腿內側貼近地面

＊有效部位除上圖標記處之外，
還包括大腿前面和腿根部。

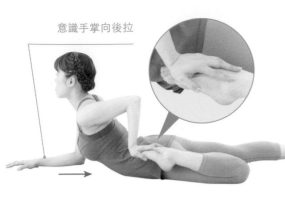

意識手掌向後拉

1 吸氣

趴身在地，左腳屈膝，腳跟靠向腰際。左手壓住左腳背，吸氣。

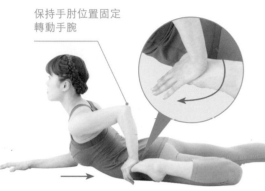

保持手肘位置固定
轉動手腕

2 吐氣

手和腳背像是互相抵住般，吐氣，指尖從外側轉向正面。然後手腳換邊重複步驟1至2。

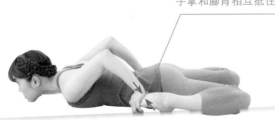

手掌和腳背相互抵住

3 吸氣 ▶ 吐氣

恢復趴地姿勢，下巴貼地，雙手抓住雙腳腳背。運用步驟2的竅門，雙手同時將指尖從外側轉向正面。

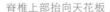

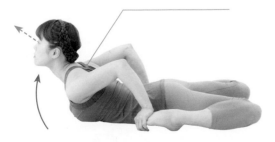

脊椎上部抬向天花板

4 吸氣 ▶ 呼吸3次

吸氣，雙手壓腿貼地並挺胸。仰起臉，視線望向斜上方。以此姿勢呼吸3次。

反弓式

【Urdhva Dhanurasana】
＊Urdhva是「往上」，Dhanura代表「弓」。

是後彎系姿勢的代表性體位法，以全身描繪弓狀的姿勢。本體位法並非靠施力來後彎身體，而是靠打開肩胛骨，伸展雙腋來維持漂亮的姿勢。

擴胸能活化肺部機能，可調整自律神經、舒緩全身疲勞的效果，還能緊實腹部、背部和兩邊體側，適合消除多餘脂肪、打造窈窕美麗的曲線。

主要功效
- 舒緩全身疲勞
- 緊實背部
- 改善便秘
- 調整自律神經平衡

小叮嚀
- 施力讓腰後彎是疼痛的原因，要打開肩胛骨伸展兩腋來維持姿勢。
- 練習本體位法前，先進行橋式（P.132），會較好掌握到骨盆朝天上抬的感覺。

[完成姿勢]

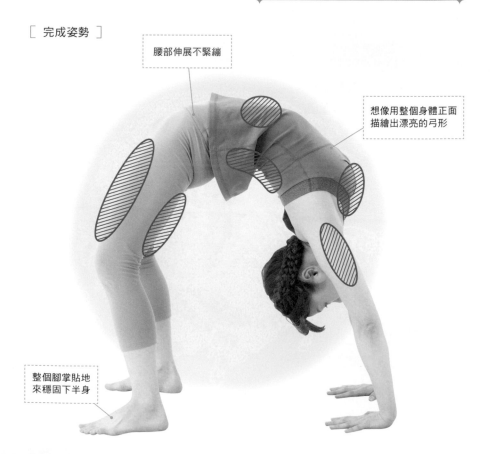

腰部伸展不緊繃

想像用整個身體正面描繪出漂亮的弓形

整個腳掌貼地來穩固下半身

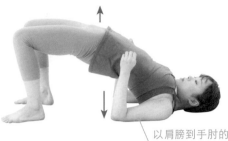

以肩膀到手肘的線條壓地

1 吸氣

仰躺於地，腿打開與腰同寬後立起雙膝。雙腋收緊，雙肘置於腋下兩側。吸氣，手肘壓地挺起胸部，挺腰朝天。

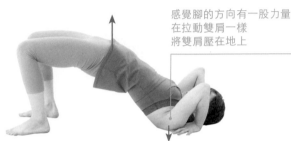

感覺腳的方向有一股力量在拉動雙肩一樣將雙肩壓在地上

2 吐氣

吐氣，手掌分別貼於耳朵兩側，收緊雙腋，手肘朝天。

*如果雙膝會不自覺向左右打開，可於大腿內側夾住瑜伽磚（P.28）。

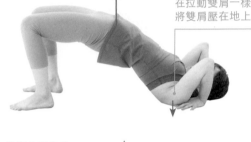

撐起上半身時重心放在腳跟

想像視線望向頭頂部來練習

3 吸氣

保持意識到雙肩向後拉並吸氣，手掌壓地撐起上半身，頭頂部貼地。身體後彎呈現弓形，吐一口氣。

*如果無法穩固姿勢，指尖改朝外側練習，可分散體重。

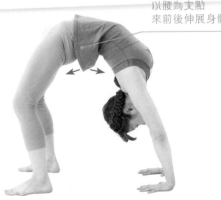

以腰為支點來前後伸展身體

4 吸氣 ▶ 呼吸3次

吸氣，頭部離地，手腳緩緩靠近。以此姿勢進行呼吸3次。欲恢復姿勢，請吐氣並彎曲手臂，讓頭、頸、腰依序著地。

鴿王式 （高級）

【Eka Pada Rajakapotasana】
＊Eka是「1」，Pada代表「腳」，Raja是「王」，kapota為「鴿子」之意。

是瑜伽代表性的體位法之一，因上半身向後彎呈擴胸的姿態，而被稱作鴿王式。能矯正脊椎和骨盆，引導出正確的身體姿勢。

⚜ **主要功效**
- ・舒緩全身疲勞
- ・緊實背部
- ・矯正脊椎和骨盆歪斜
- ・提高內臟機能

⚜ **小叮嚀**
- ・練習本體位法前，先好好練習熱身運動（P.32）、牛面式（P.68）和蛙式（P.138）等，使肩胛骨和髖關節獲得充分伸展並鬆開後再來挑戰。

［ 完成姿勢 ］

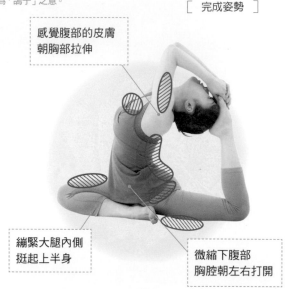

感覺腹部的皮膚朝胸部拉伸

繃緊大腿內側挺起上半身

微縮下腹部胸腔朝左右打開

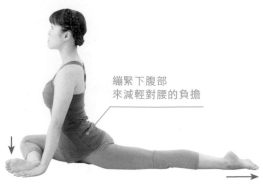

繃緊下腹部來減輕對腰的負擔

1 吸氣

採取山立式站姿（P.40），雙手扠腰微彎膝蓋。吸氣，左腳大步向後跨以腳背貼地，放低腰部。手觸地於右腳兩側。

2 吐氣

吐氣，右膝倒向外側，左手靠近右腳掌。左腿根部至腳背貼地，吐一口氣。

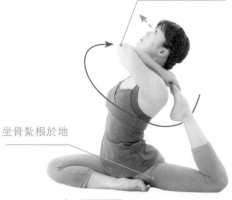

手肘沿體側旋轉
朝向天花板

坐骨紮根於地

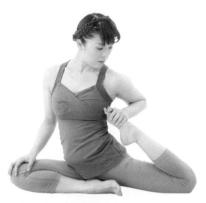

3 吸氣

右腳跟靠近恥骨。吸氣，彎曲左膝，左手握住腳背。

4 吐氣

保持步驟3的姿勢，讓手肘保持在固定位置，重新握住左腳尖內側。左肘轉向大花板，上半身面向身體正面。視線望向天花板。

雙肘併攏朝天抬起

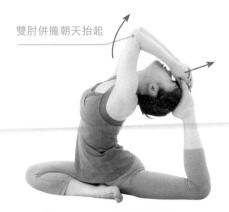

5 吸氣 ▶ 呼吸3次

吸氣，擴胸將上半身後彎。雙手握住左腳。視線望向後方，足弓貼頭頂。以此姿勢呼吸3次。然後換腳重複步驟1至5。

採取這種變化式也OK！

如果想提高髖關節柔軟度……

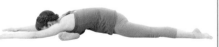

從鴿王式步驟2的姿勢開始將上半身往前傾，手臂朝前方伸展。上半身倒向右腿，重複深呼吸來伸展髖關節，使之放鬆。本姿勢可說是「單腿鴿王式」的休息姿勢，也可在步驟2和3之間來進行。

倒轉體位法

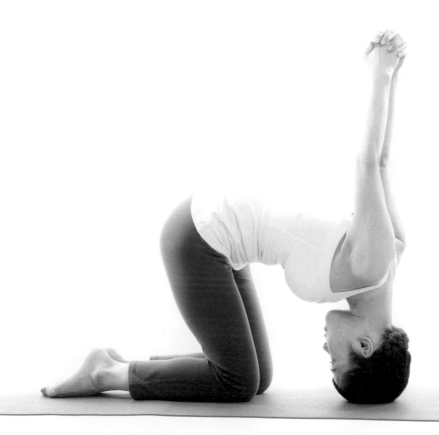

關於倒轉體位法

　　頭部往下倒立身體的姿勢。在高級（瑜伽姿勢難度較高者）姿勢中，也包含腳離地舉向天花板，也有身體完全倒立的動作。倒立身體具有莫大效果，不但能促進血液循環和淋巴流動，進而提高免疫力，還能調整荷爾蒙平衡，消除全身疲勞，提高專注力，達到身心健康的狀態。

　　要維持和日常生活完全反方向的姿勢，相當講究專注力。擺姿勢時切勿分心，正視自己的身心，謹慎的加深體位法吧！

倒轉體位法的練習重點

- ☑ 意識髖關節朝下腹部內收。
- ☑ 一邊取得身體正面和背面的重心平衡，一邊保持姿勢。
- ☑ 倒立的狀態下也要將意識放在腳掌，保持足弓上提。
- ☑ 眼睛睜開。確認眉間和頭頂的狀態並加深姿勢。

本書介紹的主要體位法 9

野兔式 初級

【Sasamgasana】
*Sasa是「野兔」或「月亮」，samga是「一起」。

以伸直的手臂來表現兔耳。經常被視為是打開身體前側的駱駝式之對比姿勢。

藉由刺激頭頂穴道，達到安定情緒、消除眼睛疲勞等效果。也能刺激副交感神經放鬆身心，相當推薦在睡不好的夜晚練習。本體位法與其他倒轉體位法相較之下，更能輕易刺激到頭頂部，算是倒轉體位法內最好練習的姿勢，相當適合刺激頭腦，澄明五感。

⚜ **主要功效**
- 緊實背部
- 舒緩眼睛疲勞
- 改善肩痠
- 安定情緒

⚜ **小叮嚀**
- 練習時以小腿壓地分散體重，較不會造成頸部負擔。
- 務必專注且慎重加深姿勢，避免帶給頸部過度負擔。

[完成姿勢]

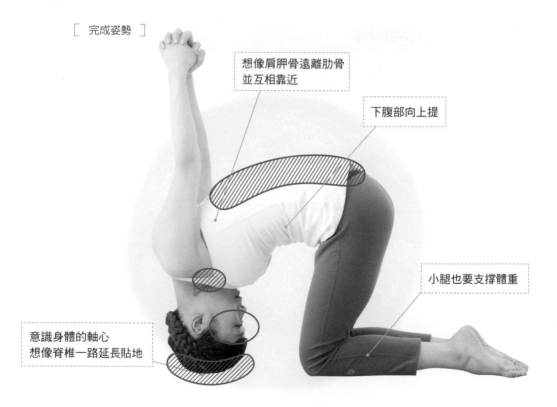

想像肩胛骨遠離肋骨並互相靠近

下腹部向上提

小腿也要支撐體重

意識身體的軸心
想像脊椎一路延長貼地

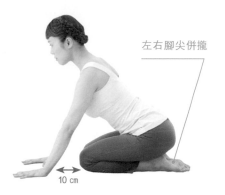

左右腳尖併攏

10 cm

1 吸氣

跪座,雙腳與腰同寬。雙掌於膝蓋前方10cm處貼地,吸一口氣。

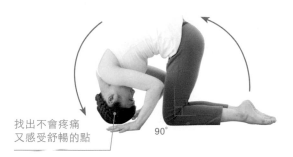

找出不會疼痛
又感受舒暢的點

90°

2 吐氣

吐氣,上半身倒向前方,頭頂貼地。緩緩抬起臀部,屈膝90度。雙腋確實收緊,手肘不要打開。

*如果進行步驟3、4的姿勢時,頸部感到負擔,請做到步驟2即可。

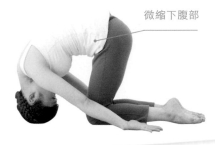

微縮下腹部

3 吸氣

以頭頂和小腿支撐體重,待姿勢穩固後,吸氣,雙手朝體側伸展。手掌朝上。

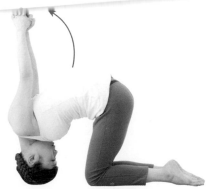

4 吐氣 ▶ 呼吸3次

肩胛骨相互靠近,十指交扣於背後。吐氣,雙臂向上伸直。以此姿勢進行呼吸3次。

下犬式 初級

【Adho Mukha Svanasana】
＊Adho是「下方」，Mukha是「面對」、Svana為「犬」之意。

由狗伸展的姿勢衍生出的體位法，也經常被稱為
Down Dog。下犬式不僅出現在太陽禮拜式
（P.36）中，也經常被當作瑜伽組合課程的「銜接」
姿勢，並頻頻穿插在各體位法之間，是實踐體位
法組合課程時，練習最多次的體位法。
以手掌和腳掌承受體重，還能夠伸展手臂、肩
膀、背部、腰等全身部位，放鬆到身體最深處。手
臂、肩膀四周放鬆並低下頭，也有促進全身血液
循環的效果。

🌿 **主要功效**
・強化體幹
・矯正姿勢
・改善肩痠
・神清氣爽

🌿 **小叮嚀**
・從站姿前彎式（P.116）步驟2的姿
勢開始雙手往前推，腳預擺出欲向
前走的姿勢，可穩固下半身。

[完成姿勢]

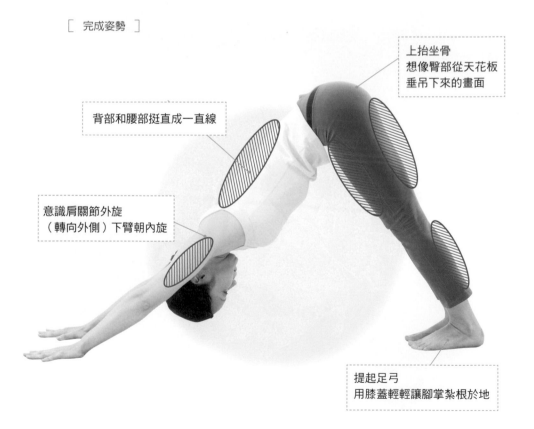

上抬坐骨
想像臀部從天花板
垂吊下來的畫面

背部和腰部挺直成一直線

意識肩關節外旋
（轉向外側）下臂朝內旋

提起足弓
用膝蓋輕輕讓腳掌紮根於地

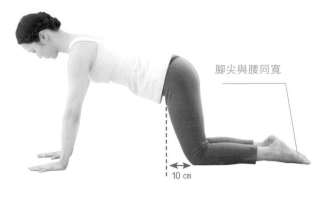

脚尖與腰同寬

10 cm

1 自然呼吸

手於肩膀正下方貼地，雙腳跪在距離髖關節下方約10cm後面的地上。

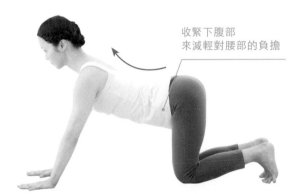

收緊下腹部
來減輕對腰部的負擔

2 吸氣

吸氣，踮起腳尖，挺胸，腰往後彎。

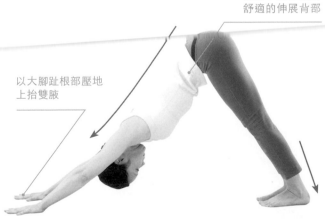

保持下腹部縮緊
舒適的伸展背部

以大腳趾根部壓地
上抬雙腋

3 吐氣 ▶ 呼吸3次

吐氣，維持步驟2腰部伸展的姿勢，以雙手壓地，臀部朝天上抬。腳跟貼地，感受大腿後側至小腿肚的伸展，以此姿勢進行呼吸3次。

＊如果會駝背，練習時可將腳跟騰空或屈膝。

梨鋤式 初級

【Halasana】
*Hala是「鋤（農具的一種）」的意思。

由農具「鋤」所衍生的姿勢。據說能讓身體恢復年輕，有促進全身血液循環的效果。也可將姿勢轉換為「肩立式」（P.151）。

[完成姿勢]

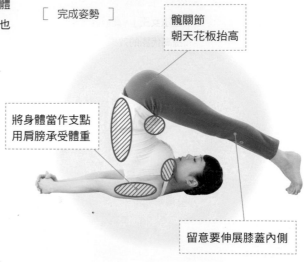

髖關節朝天花板抬高

將身體當作支點用肩膀承受體重

留意要伸展膝蓋內側

✤ 主要功效
- 改善肩痠
- 提高內臟機能
- 舒緩全身疲勞
- 提高專注力

✤ 小叮嚀
- 練習前先進行熱身運動的伸展肩胛骨（P.34），較好掌握手肘支撐體重的感覺。
- 於練習完畢之後，可以進行魚式（P.72）來放鬆頸部。

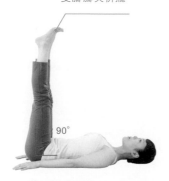

雙腳腳尖併攏

90°

1 吸氣

仰躺在地，吸氣，腳垂直伸向天花板。不要施加任何力量和反作用力，以手掌貼地，運用腹肌舉起臀部。

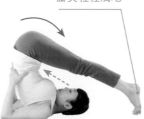

腳尖輕輕觸地

2 吐氣

吐氣，雙手捧腰上舉，腳尖緩緩於頭後方觸地。視線望向肚臍。

*如果頸部感到疼痛，可在肩膀下面鋪條疊好的瑜伽毯（P.28）。

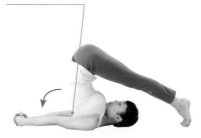

肩胛骨互相靠近以肩膀承受體重

3 自然呼吸 ▶ 呼吸3次

自然呼吸的同時，扣手貼地，使肩胛骨互相靠近。以此姿勢呼吸3次。

*如果無法維持姿勢，建議練習到步驟2即可。

肩立式

【Salamba Sarvangasana】
＊Salamba代表「有支撐」，Sarva是「全部」，anga為「手腳」之意。

以肩膀為支點倒立的姿勢，在瑜伽中占有舉足輕
重的地位，號稱是「體位法女王」，具有促進全身
血液循環、舒緩疲勞和提高代謝的效果。

[完成姿勢]

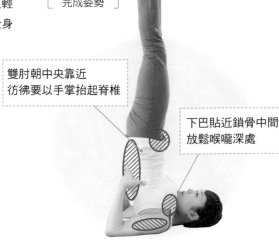

雙肘朝中央靠近
彷彿要以手掌抬起脊椎

下巴貼近鎖骨中間
放鬆喉嚨深處

❧ **主要功效**
- 改善肩痠
- 提高內臟機能
- 舒緩全身疲勞
- 提高專注力

❧ **小叮嚀**
- 練習前先進行熱身運動的伸展肩胛骨（P.34），較好掌握手肘支撐體重的感覺。
- 練習完畢後可進行魚式（P.72）來放鬆頸部。

手掌將脊椎向上抬

縮緊下腹部
以腹肌支撐身體

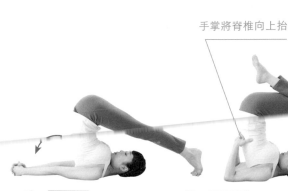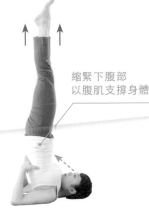

1 吸氣

擺出梨鋤式（P.150）步驟3的姿勢，以上臂外側壓地，吸一口氣。

＊如果頸部感到疼痛，可在肩膀下面鋪條摺起的瑜伽毯（P.28）。

2 吐氣

吐氣，邊意識到下腹部，邊舉起雙腳，然後屈膝。以上臂確實支撐體重，維持骨盆不要落下。

3 吸氣 ▶ 呼吸3次

吸氣，腳朝天花板伸直。一邊意識腿的內側線條，一邊抬高腳一路確實伸展至腳尖。視線望向肚臍，以此姿勢呼吸3次。

單腿下犬式 (中級)

將抬高腿假想成蠍子尾螫的姿勢,從下犬式 (P.148) 來展開姿勢。抬高腿進行倒立,具有提高全身柔軟度的效果。

⚜ 主要功效
- ·舒緩全身疲勞
- ·緊實腹部
- ·改善婦女病不適症狀
- ·神清氣爽

⚜ 小叮嚀
- ·抬腿的力道過猛,是導致腰痛的主要原因。利用腹肌緩緩舉起腳。

[完成姿勢]

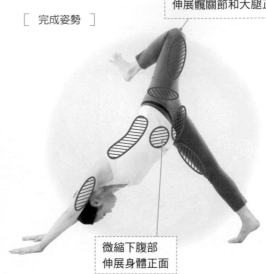

膝蓋朝天
伸展髖關節和大腿正面

微縮下腹部
伸展身體正面

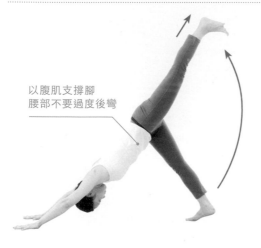

以腹肌支撐腳
腰部不要過度後彎

1 吸氣 ▶ 吐氣
採取下犬式 (P.148),吸氣並將左腳朝天抬起。

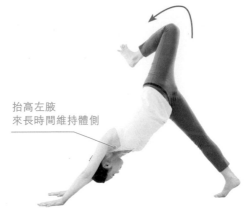

抬高左腋
來長時間維持體側

2 吐氣 ▶ 呼吸3次
吐氣,左膝彎曲打開髖關節,膝蓋抬高。腳跟自然倒向臀部附近,呼吸3次。然後換腳重複步驟1至2。

狂放式 （中級）

【Eka Pada Adho Mukha Svanasana】
＊Eka代表「1」，Pada是「腳」，Mukha為「朝向」，Svana則代表「犬」。

透過下犬式（P.148）和單腿下犬式（P.152）來
練習。本姿勢也很講求後彎的要素，因此有矯
正脊椎和骨盆歪斜、改善肩痠的效果。

[完成姿勢]

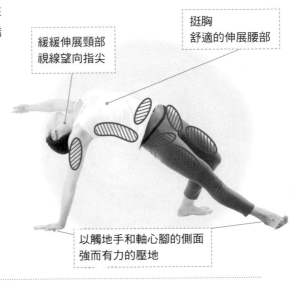

緩緩伸展頸部
視線望向指尖

挺胸
舒適的伸展腰部

以觸地手和軸心腳的側面
強而有力的壓地

🔱 主要功效
- 舒緩全身疲勞
- 緊實腹部
- 矯正骨盆歪斜
- 神清氣爽

🔱 小叮嚀
- 從門閂式（P.75）步驟1的狀態，將
跪腿側的手置於膝蓋旁，以手和膝
蓋支撐體重微微後彎，掌握姿勢的
感覺。

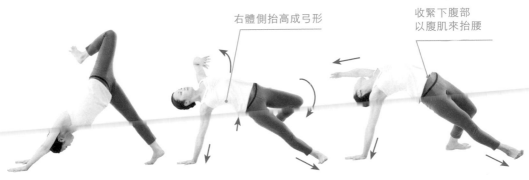

右體側抬高成弓形

收緊下腹部
以腹肌來抬腰

1 自然呼吸
採取單腿下犬式（P.152），
用雙手和右腳分散體重，吸
一口氣。

2 吐氣
吐氣，以右手和右腳支撐體
重，保持右邊體側抬高且左
手離地。左腳朝後方地板
放下，右腳外側壓地，右邊
體側抬高成弓形。

3 吐氣 ▶ 呼吸3次
吐氣，左腳貼地，用右手和右
腳外側壓地。抬腰挺胸。左臂
伸到感受舒暢的方向，以此姿
勢呼吸3次。然後換腳，重複步
驟1至3。

三角前彎式 中級

【Prasarita Padottanasana】
＊Prasarita代表「展開」，Pada是「腳」，Ut為「強烈的」，tan則代表「伸展」。

雙腳打開前彎，用全身擺出金字塔般的三角
形。有時會當成三角頭倒立式（P.156）的準
備姿勢。

頭頂觸地於雙腿中間，十分講求髖關節和膝
蓋後方的柔軟度，因此伸展效果極佳，能夠
促進血液和淋巴循環，消除腿部水腫。

也具有改善虛冷症，活化內臟和提高消化機
能等好處。經由伸長背肌達到改善脊椎歪
斜、矯正姿勢的效果。

⚜ **主要功效**
- 改善腳水腫
- 改善虛冷症
- 緊實臀部
- 安定情緒

⚜ **小叮嚀**
- 練習前先採取站姿前彎式（P.116）
  步驟 2 的姿勢，加大雙腿打開範
  圍，較好掌握強而有力使用下半身
  的感覺。
- 練習半站姿前彎式（P.42），能幫
  助步驟2的姿勢掌握到下腹部抬起的
  感覺。

[完成姿勢]

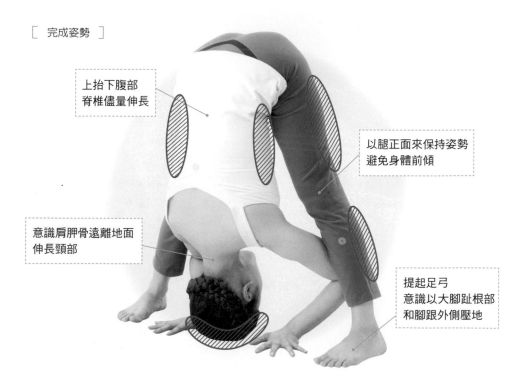

上抬下腹部
脊椎儘量伸長

以腿正面來保持姿勢
避免身體前傾

意識肩胛骨遠離地面
伸長頸部

提起足弓
意識以大腳趾根部
和腳跟外側壓地

＊有效部位除上圖標記處之外，
　還包括下腹部、腿根部。

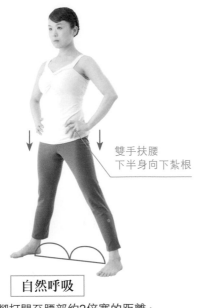

雙手扶腰
下半身向下紮根

挺起膝蓋
下腹部保持緊縮

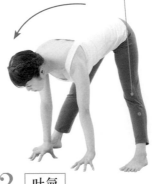

1 自然呼吸

雙腳打開至腰部約2倍寬的距離，
腳尖朝正面，雙手扠腰。

2 吐氣

吐氣，背部打直，膝蓋微微放鬆，
吐氣，上半身從髖關節開始前傾，
十指觸地。

＊如果會駝背，可將瑜伽磚
　（P.28）置於手下方。

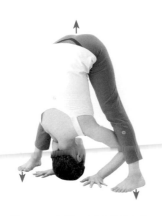

3 吸氣 ▶ 呼吸3次

吸氣，整個腳掌壓地，坐骨朝天抬
高，上半身彎入雙腿之間，頭頂貼
地，以此姿勢進行呼吸3次。

＊如果大腿後側疼痛，請優先伸
　展脊椎並微彎膝蓋。

採取這種變化式也OK！

如果想提高肩胛骨柔軟度……

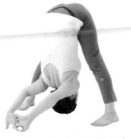

進行完步驟1後，於背部後方扣手，保
持背肌打直，上半身往前傾。手掌往外
翻讓兩邊肩胛骨靠近，手臂伸向遠方。
本姿勢具有提高肩胛骨柔軟度、改善肩
痠和緊實上臂的效果。

三角頭倒立式

【 Salamba Sirsasana 】
＊Salamba代表「支援」，Sirsa是「頭」。

以雙手和頭這三點來支撐體重，是倒立的姿
勢。以頭部承擔絕大部分的體重，以雙手取
得平衡擺出正確姿勢為一大重點。以雙臂、
下腹部和腰的力量緩緩舉起身體，使姿勢穩
固。

身體筆直倒立，可以讓心臟休息和幫助血
液循環。促進全身血液循環後，可達到舒緩
眼睛疲勞、提高專注力、醒腦等效果。只要
維持正確的姿勢，就能獲得舒暢的爽快感。

[完成姿勢]

🔱 主要功效

- 緊實腹部
- 提高內臟機能
- 舒緩全身疲勞
- 提高專注力

🔱 小叮嚀

- 尚未熟練本姿勢者很容易受傷，請背
  貼牆角來練習。
- 擺出姿勢前，先貼牆採取山立式站姿
  （P.40），採取步驟3頭下腳上的動
  作後，就能掌握到頭、肩、腰、腳的
  關聯感。
- 練習本姿勢前先進行鶴式（P.106），
  可幫助掌握到平衡感。

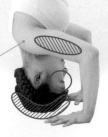

從頭到腳尖保持一直線進行伸展

微縮下腹部
胸口微微拉向脊椎

想像肩膀向後
拉並遠離耳朵

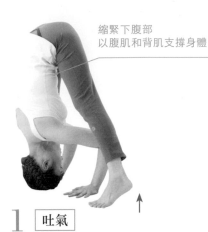

縮緊下腹部
以腹肌和背肌支撐身體

1 吐氣

採取三角前彎式（P.154），吐氣，
重心緩緩移向頭頂，踮起腳跟。

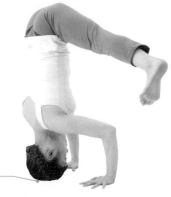

穩固頭頂部
避免重心傾斜

2 吸氣

吸氣並手壓地，雙腳舉起，朝左
右側打開。縮緊下腹部，長時間
維持體側姿勢，自然舉起腿來找
尋重心。

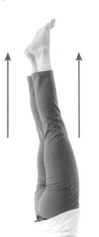

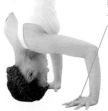

以拇指指根部壓地
手肘彼此靠近

3 呼吸3次

雙腳筆直伸展於頭頂正上方，雙手取
得平衡。頭頂到腳尖保持一直線，以
此姿勢呼吸3次。

頭倒立式

【Sirsasana】
＊Sirsa代表「頭」。

頭倒立式擁有「體位法國王」的稱號，對於身體層面和精神層面均成效卓越。頭是掌管各種神經的部位。頭頂部倒立貼地，可提供腦部大量氧氣，活化腦細胞；還具有調整荷爾蒙和內臟平衡，將身心調適為良好狀態的效果。

也可藉由美國研究出的海豚式（步驟2的姿勢），協助頭倒立式順利進行。

主要功效
- 舒緩全身疲勞
- 提高內臟機能
- 調整自律神經平衡
- 提高專注力

小叮嚀
- 尚未熟練本體位法者往往容易受傷，請在專業人士的指導下練習。
- 練習本姿勢前，站在牆角進行山立式站姿（P.40），掌握住使用體幹的感覺。
- 練習完畢後，採取孩童式（P.164）進行休息。
- 於自宅練習者，請參照獨創課程內「挑戰頭立式」的章節鍛鍊好必要的肌肉再來挑戰。

[完成姿勢]

足弓提起

想像身體被板子前後夾住
身體正面和背面
保持良好的平衡來伸展

避免肋骨前挺
肚臍貼近脊椎

肩膀抬向天花板

手掌的小指側靠近頭部
來支撐後頭部

雙腳張開與腰同寬

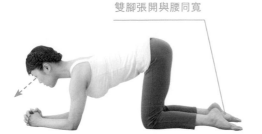

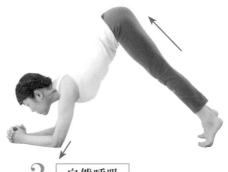

1 自然呼吸

手肘置於肩膀正下方撐地，雙膝跪於髖關節正下方。手腕離地，十指相扣，腳背貼地，視線望向斜前方。

2 自然呼吸

吸氣，踮起腳尖，臀部朝天抬高。手肘壓向斜前方地板，抬起下腹部（海豚式）。

左右上臂保持平行
雙肘不要過開

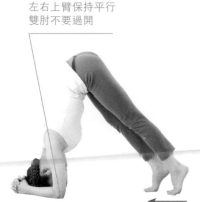

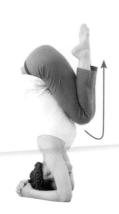

抬高肩膀
長久保持後頸部姿勢

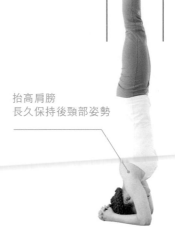

3 自然呼吸

頭頂部置於雙臂之間，與左右上臂平行，以手肘壓地。吐氣，腳邁步向頭。

4 吸氣

以雙手和手腕確實撐住後頭部，以前臂壓地。腳自然舉起後，吸氣並屈膝，使腳尖朝天。

5 吐氣 ▶ 呼吸3次

雙臂和頭頂部取得平衡，吐氣，腳緩緩朝天伸展。身體呈現一直線之際，呼吸3次。

＊如果無法做出姿勢，請背對
　牆練習。

放鬆體位法

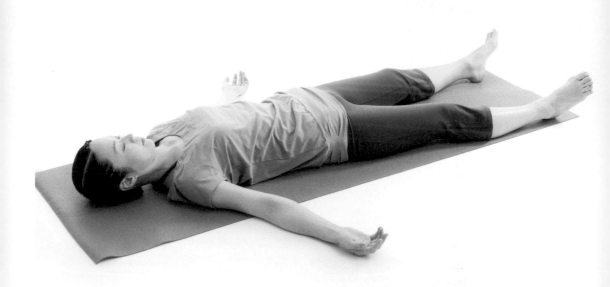

關於放鬆體位法

　　放鬆全身力量休息的姿勢，為瑜伽最重視的體位法，在瑜伽課程一系列動作的最後階段來進行。放鬆體位法能貫徹先前練習過的姿勢的效果，還有消除肌肉疲勞、安定心緒的效果。

　　練習完像是後彎、倒轉體位法等會帶給身體負擔的體位法後，也可練習放鬆體位法。

　　擺出姿勢時，記得全身從頭頂部到腳尖都不要使勁。將重心交給身體，藉由練習瑜伽來觀察身體所衍生的變化。察覺身心細微的改變，並毫無抗拒的接受，也是練習瑜伽的目的之一。

放鬆體位法的練習重點

☑ 放鬆身體的力量來練習。

☑ 進行輕柔的腹式呼吸（P.24）並加深體位法。

☑ 想像吐氣時排出多餘廢物，吸氣時脫胎換骨。

本書介紹的主要體位法　④

※由於放鬆體位法可視為冷卻運動（P.35）練習，因此並無等級之分。

大休息式

【Savasana】
*Sava為「屍體」。

手腳放鬆攤在地上的姿勢，也經常被稱作為「攤屍式」。本體位法能夠恢復疲勞和身心放鬆，非常適合作為冷卻運動。想像自己躺在一片漂浮於水面的巨大荷葉上，把身體交給大地。

> ❧ **主要功效**
> ・舒緩全身疲勞
> ・調整自律神經平衡
> ・改善失眠
> ・安定情緒
>
> ❧ **小叮嚀**
> ・擦汗會降低體溫，建議在身上蓋條毯子（P.28）。

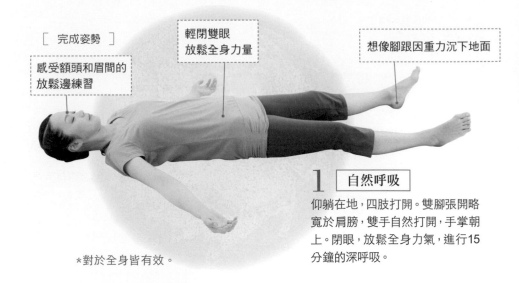

[完成姿勢]

感受額頭和眉間的放鬆邊練習

輕閉雙眼放鬆全身力量

想像腳跟因重力沉下地面

1 自然呼吸

仰躺在地，四肢打開。雙腳張開略寬於肩膀，雙手自然打開，手掌朝上。閉眼，放鬆全身力氣，進行15分鐘的深呼吸。

*對於全身皆有效。

採取這種變化式也OK！

如果想改善腰部周圍血液循環……

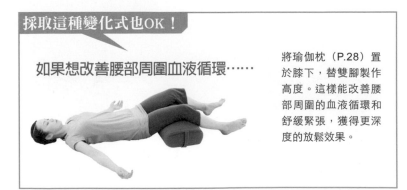

將瑜伽枕（P.28）置於膝下，替雙腳製作高度。這樣能改善腰部周圍的血液循環和舒緩緊張，獲得更深度的放鬆效果。

抱膝屈腿式

【Pavana Muktasana】
＊Pavana為「空氣」或「氣體」，Mukta意味「解放」。

彷彿母親腹內的胎兒般抱膝的舒適姿勢，亦稱是「抽氣姿勢」。本體位法能確實伸展腰部，相當適合在腰部後彎的動作完畢後練習，有改善便秘、緊實臀部的效果。

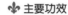
💠 **主要功效**
- 矯正骨盆歪斜
- 緊實腹部
- 改善便秘
- 神清氣爽

💠 **小叮嚀**
- 除了舒適的伸展背部之外 身體也要朝前後左右輕輕滾動，給予脊椎適度刺激，提高放鬆效果。

[完成姿勢]

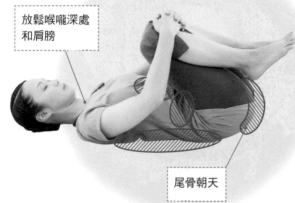

放鬆喉嚨深處和肩膀

尾骨朝天

1 吸氣 ▶ 吐氣 ▶ 呼吸3次

仰躺，吸氣且抱膝。吐氣並將膝蓋拉近身體。以此姿勢呼吸3次。

採取這種變化式也OK！

如果想提高下半身放鬆效果……

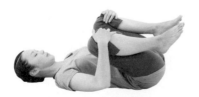

膝蓋微開，雙手分別抱住同側的膝蓋，這樣可減輕腰部的負擔，提昇放鬆效果，還能消除腰部異樣感。

如果想鍛鍊腹肌……

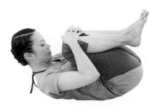

尾骨抬向天花板，吐氣並把頭貼近膝蓋，蜷曲身體。保持使用腹肌的姿勢，達到緊實下腹部的效果。

孩童式

【Balasana】
＊Bala為「孩童」。

放鬆腰和頸部，全身放鬆促進恢復疲勞的
體位法，亦稱「嬰兒式」。深度彎折身體，精
神隨著呼吸趨於鎮定，內心應會感受到解放
感和安適感。在後彎和倒轉體位法練習完
畢後進行，可緩和腰部負擔。

> ✤ **主要功效**
> ・舒緩全身疲勞
> ・改善肩痠
> ・提高內臟機能
> ・穩定情緒
>
> ✤ **小叮嚀**
> ・在臀部與膝蓋不會疼痛的前提下，
>   坐在腳跟上，可舒適的伸展腰部。
> ・於後彎體位法（P.122）後練習時，
>   建議彎腰使尾骨放低。

[完成姿勢]

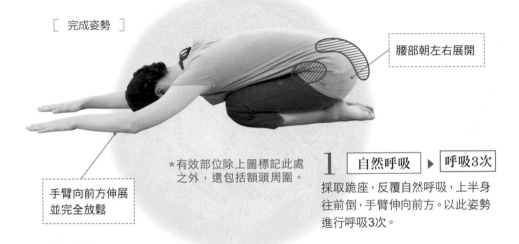

腰部朝左右展開

手臂向前方伸展
並完全放鬆

＊有效部位除上圖標記此處
之外，還包括額頭周圍。

1 | 自然呼吸 ▶ 呼吸3次

採取跪座，反覆自然呼吸，上半身
往前倒，手臂伸向前方。以此姿勢
進行呼吸3次。

採取這種變化式也OK！

如果練習完倒轉體位法後……

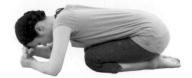

雙手握拳相疊，額頭抵在拳頭上。讓倒
轉體位法所流至頭部的血液平穩下來，
也可視為是休息姿勢。

如果想更加放鬆背部和腰部周圍……

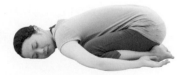

上半身落在微開的雙膝之間。手臂沿著體側
伸展，手掌朝上，臉側向一邊。這樣可舒緩
緊繃的背部和腰部周圍。

臥蝴蝶式

【Supta Baddha Konasana】
＊Supta為「仰躺」或「躺著」，Baddha意味「被束縛」，Kona是「彎曲」或「角度」。

仰躺合蹠（腳掌相合）的姿勢。放鬆全身力量雙膝緩緩打開，體會到解放感。由於髖關節會獲得舒適的伸展，因此可舒緩子宮和卵巢，改善婦女病的不適症等效果，還能舒緩緊張的情緒。

⚜ 主要功效
- 舒緩婦女病的不適症
- 提高髖關節柔軟度
- 矯正脊椎和骨盆歪斜
- 改善失眠

⚜ 小叮嚀
- 將瑜伽磚（P.28）置於雙膝下方來承載膝蓋重量，感覺更加舒適。

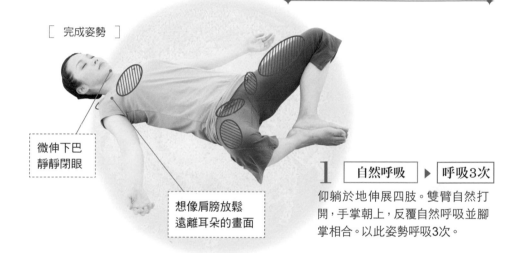

[完成姿勢]

微伸下巴
靜靜閉眼

想像肩膀放鬆
遠離耳朵的畫面

1 | 自然呼吸 | ▶ | 呼吸3次

仰躺於地伸展四肢。雙臂自然打開，手掌朝上，反覆自然呼吸並腳掌相合。以此姿勢呼吸3次。

採取這種變化式也OK！

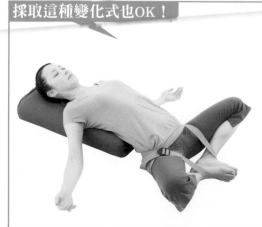

如果想深度伸展髖關節周遭⋯⋯

採取手杖式（P.67），將瑜伽枕（P.28）直放在背後。用伸展帶（P.28）繞腰骨到腳踝一圈，調整伸展帶的長度，讓腳跟靠近身體。上半身緩緩後躺在瑜伽枕上，以此姿勢進行深呼吸，休息3至5分鐘。本姿勢不僅可伸展髖關節，還能擴胸加深呼吸，改善血液循環。

挑戰獨創課程

將本書介紹的瑜伽體位法，組合成9種獨創瑜伽課程。初學者可選擇「初級課程」，想改善便秘時就練習「排毒課程」等，請依個人目的選擇適合自己的瑜伽課程。課程時間為練習的大致時間。

為瑜伽初學者專門量身打造的

初級課程 A

整套課程以站姿體位法為中心，由6種體位法組合而成。一邊意識體側的伸展，一邊挑戰看看。這套課程彙整了基本的瑜伽動作，相當適合瑜伽初學者練習！

需要時間
20分

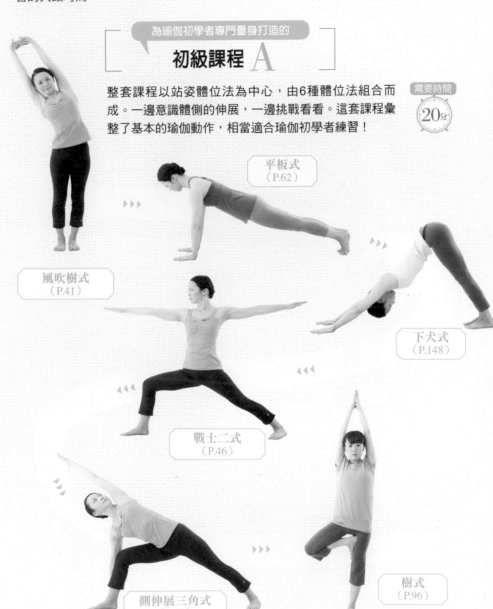

平板式
（P.62）

風吹樹式
（P.41）

下犬式
（P.148）

戰士二式
（P.46）

側伸展三角式
（P.48）

樹式
（P.96）

身體僵硬的人也沒問題！

初級課程 B

以坐姿體位法為中心，可幫助提高身體柔軟度，意識身體的軸心。重複緊繃和鬆弛的動作，培養觀察身心變化的視野。

需要時間
20分

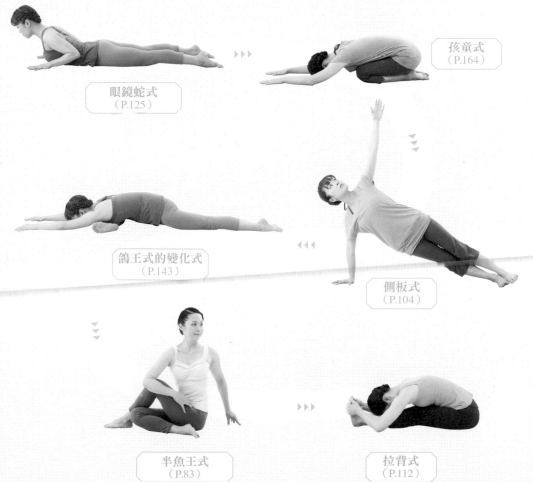

眼鏡蛇式
（P.125）

孩童式
（P.164）

鴿王式的變化式
（P.143）

側板式
（P.104）

半魚王式
（P.83）

拉背式
（P.112）

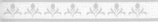

提神醒腦
晨間課程

本課程適合於剛起床時練習，以喚醒剛睡醒的頭腦並帶來活力。融合了擴胸、改善血液循環及伸展體側的體位法。

需要時間 20分

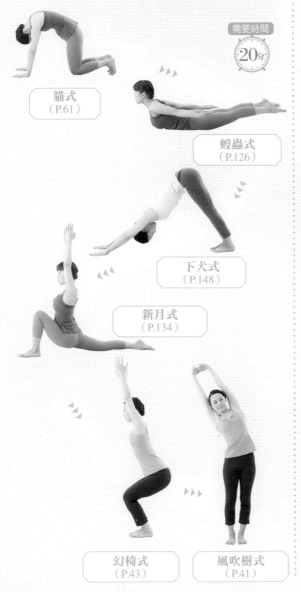

貓式
（P.61）

蝗蟲式
（P.126）

下犬式
（P.148）

新月式
（P.134）

幻椅式
（P.43）

風吹樹式
（P.41）

促進睡眠
睡前課程

建議就寢前練習。本課程能放鬆緊繃的身體並引導安眠。以前彎動作讓身體休息，扭轉動作可伸展脊椎達到鎮定神經的效果。

需要時間 30分

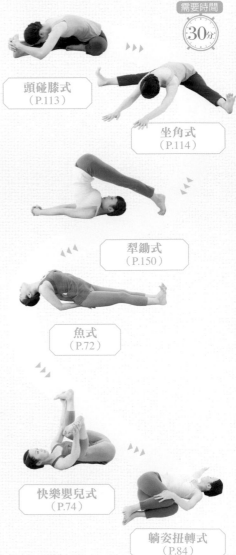

頭碰膝式
（P.113）

坐角式
（P.114）

犁鋤式
（P.150）

魚式
（P.72）

快樂嬰兒式
（P.74）

躺姿扭轉式
（P.84）

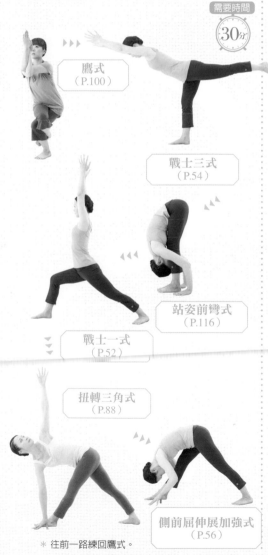

燃燒脂肪好輕盈！

纖體課程

本課程主要融合讓身體大幅動作的強力瑜伽體位法。也可以從強力伸展側腹的姿勢練起。練習完最後一個姿勢後，再循著上個姿勢一路練回到鷹式。

需要時間 30分

鷹式（P.100）

戰士三式（P.54）

戰士一式（P.52）

站姿前彎式（P.116）

扭轉三角式（P.88）

側前屈伸展加強式（P.56）

※ 往前一路練回鷹式。

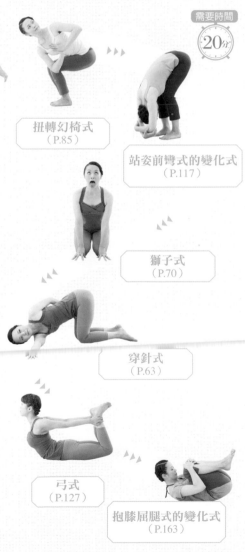

清除體內老舊廢物，消除水腫！

排毒課程

本課程主要結合能刺激腹部、放鬆肩胛骨周遭以及改善血液循環的體位法，不但能促進體內囤積毒素排出，對於改善便秘和消除水腫也有顯著效果。

需要時間 20分

扭轉幻椅式（P.85）

站姿前彎式的變化式（P.117）

獅子式（P.70）

穿針式（P.63）

弓式（P.127）

抱膝屈腿式的變化式（P.163）

矯正歪斜調整體態

矯正骨盆課程

本課程主要組合了伸展髖關節周遭的體位法。除了能將歪斜的骨盆恢復原位之外，還有調整體態美化身體曲線的效果。

需要時間 **30分**

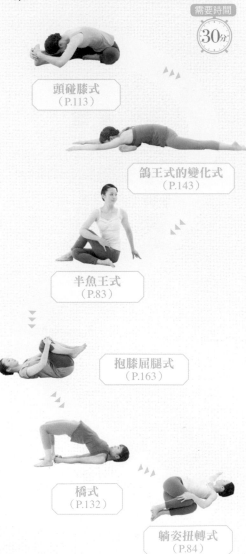

頭碰膝式
（P.113）

鴿王式的變化式
（P.143）

半魚王式
（P.83）

抱膝屈腿式
（P.163）

橋式
（P.132）

躺姿扭轉式
（P.84）

釋放焦躁感和壓力

療癒課程

藉由全身緩慢的動作，來舒緩日常生活中的壓力。重複進行深呼吸，淨空腦內雜念，將焦躁不安的情緒和憂愁感重新歸零。

需要時間 **30分**

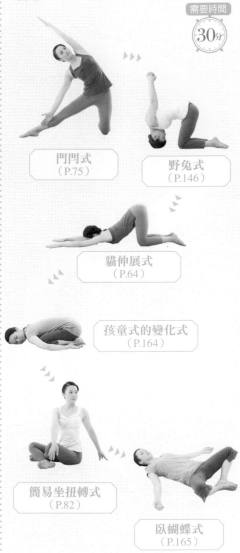

門閂式
（P.75）

野兔式
（P.146）

貓伸展式
（P.64）

孩童式的變化式
（P.164）

簡易坐扭轉式
（P.82）

臥蝴蝶式
（P.165）

以6種姿勢掌握感覺！

挑戰頭立式

練習下列6個姿勢，為挑戰號稱「體位法國王」的頭立式（P.158）做好準備，以海豚式的姿勢抬起腳，把姿勢轉換成頭立式。

需要時間
20分

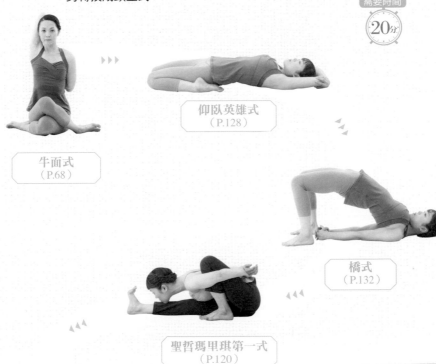

仰臥英雄式
（P.128）

牛面式
（P.68）

橋式
（P.132）

聖哲瑪里琪第一式
（P.120）

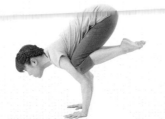

鶴式
（P.106）

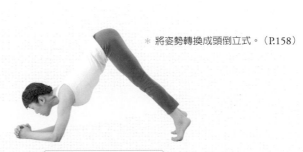

＊將姿勢轉換成頭倒立式。（P.158）

海豚式「頭倒立式」2
（P.159）

【 如何成為瑜伽教練？ 】

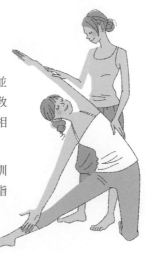

瑜伽教練一定要取得執照嗎？

　　在日本，瑜伽教練基本上是採取個人申請制，並無規定要取得特殊執照。話雖如此，光是打著瑜伽教練的名號，也很難招收到學生吧！瑜伽教練得具備相應的知識、技術、經驗及信賴，才能指導學生。

　　若想習得上述內容，建議大家參加瑜伽教練培訓講座。等修習完培訓講座後，會被頒發「具備瑜伽指導師知識」的證書，也等同取得了瑜伽教練的執照。

代表性的瑜伽教練執照

想成為瑜伽教練，取得下述執照是最佳捷徑。

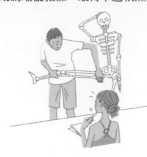

全美瑜伽教練認可
200小時・500小時

由成立於1980年的國際性瑜伽協會、全美瑜伽教練所制定出的瑜伽教練執照。依照協會制定的教學課程，學習瑜伽技巧、指導方式和解剖學等。課程按照等級共分成200小時和500小時。在全世界的培訓學校授課，可說是最具權威性的瑜伽教練資格。

取得認定資格的重點

前往瑜伽教練認定學校取得資格

欲取得認定資格須前往符合全美瑜伽教練協會所提倡的標準，有正式登錄的「瑜伽教練認定學校」。接受各學校的教學課程，向協會申請，就能取得資格。

如果沒時間上課
可利用週末的講課和合宿

因上班上課等理由無法挪出時間上課的人，可以利用週末和夜晚的時間聽講，或報名有提供合宿的學校來接受必修教學課程。

深入探討瑜伽

本章節為了想更深入了解瑜伽世界的讀者，彙整了瑜伽的「歷史」、基本理念的「八支功法」、目前在世界上廣為流傳的「瑜伽流派」、與體位法和冥想關係密切的「脈輪」等內容。對於想要精進修習瑜伽者而言，這些都是不可或缺的資訊。由於瑜伽擁有獨樹一格的世界觀，難免讓人覺得艱澀難懂，不過一旦理解後，就可以融會貫通，增添瑜伽練習的樂趣。

瑜伽的歷史

由於瑜伽兼具美容和健康功效而深受大眾喜愛，至今仍廣為流傳於全世界。據說它最早起源於4500年前。就讓我們一起來回顧瑜伽悠長的歷史吧！

【 起源 】

發源自西元前2500年的印度河流域文明

談到瑜伽的起源，要追溯到距今約4500年前的印度河流域文明。從代表該文明的摩亨佐·達羅遺跡中，挖掘出刻有以瑜伽坐姿進行冥想圖案的印章。至於文獻記載源自西元前1200年，彙整婆羅門教相關知識的「吠陀經」。據傳當初就是以該聖典將瑜伽推廣至人群。

「瑜伽」一詞的由來，最早出現在西元前300年優波尼沙Upanishad（奧義書）中。該書內論述瑜伽可確實駕馭感官，明確指出現今仍通用的瑜伽理論。西元前200年，基於意識哲學思想撰寫而成的「瑜伽經」問世，本書彙集瑜伽知識於大成，堪稱紀念之作。

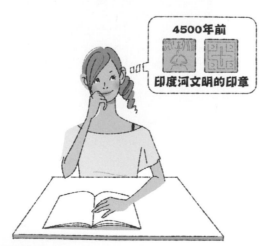

4500年前
印度河文明的印章

【 發展 】

由體位法、呼吸法和冥想衍生而出的哈達瑜伽

「瑜伽經」一書中，曾記述以下內容：

「必須進入身心分離的狀態，方得最終頓悟。」

並基於上述主張，制定出「勝王瑜伽」（詳見P.178），介紹不用活動身體，僅靠體位法和呼吸法就能修煉的方法，並解說精進冥想狀態的8種方式「瑜伽八支功法」（P.176），更闡明以冥想集中精神達到靜心，感受自我原始風貌才是最重要的。

然而，人類越竭力想集中精神，內心卻越會湧現雜念。當時的人們，得到靜心加深專注有難度的結論後，便制定出新式瑜伽，也是現存於世瑜伽流派的基本圭臬「哈達瑜伽」（P.178）。據傳哈達瑜伽誕生於西元1300年，以體位法和呼吸法駕馭「Prana（呼吸）」的流動，並且控制心緒。

哈達瑜伽以體位法來集中心緒，比勝王瑜伽更不易心生雜念，因此受到世人矚目。到了這時，原本僅有部分人士修練的瑜伽，才逐漸散佈至整個印度。

【 近代 】

受到好萊塢名人影響
瑜伽在全球發揚光大

到了1900年代初期，從哈達瑜伽中分支出多元的瑜伽流派。這些瑜伽教練保留了「用體位法和呼吸法加深冥想」的宗旨，從個人對於瑜伽釋義乃至冥想層面，演變出各不相同專屬課程。

1970年代，瑜伽席捲全世界，尤其是在美國掀起一股熱潮。由於風靡全球的搖滾樂團「披頭四」造訪位在印度的瑜伽聖地，仰慕他們的美國嬉皮也啟程到印度修練瑜伽，然後將瑜伽傳回美國，完成了多方面的發展。

其中像是運動量大的「阿斯坦加瑜珈」和「強力瑜伽」（P.179）等流派，在健身運動發達的美國廣受歡迎。

在那之後，2000年時好萊塢名人們為了健康和美容，也加入瑜伽的行列，至今只流行於嬉皮之間的瑜伽，終於獲得了社會大眾矚目。

【 日本的瑜伽歷史 】

日本也吹起瑜伽風潮
開始受到男女老幼的支持

瑜伽於平安時代（西元781年至794年）傳到日本。當時就被稱為「瑜伽」，主要以冥想為中心。

然後一下子跳到1970年代，日本才颳起瑜伽風潮。許多女性開始挑戰以美容和健身為目的的運動，雖然風潮曾一時衰退，但是到了1990年，瑜伽卻以時尚運動之姿再度引發熱潮。在2000年受到好萊塢名人的影響，瑜伽獲得了男女老幼的支持，奠定屹立不搖的地位。

瑜伽歷史大事記

❋ **[西元前 2500 年]**

從摩亨佐‧達羅遺跡中，挖掘到刻著瑜伽體位法進行冥想人像的印章，因此將該時代視為起源。

❋ **[西元前 1200 年]**

集婆羅門教知識於大成的「吠陀經」內有瑜伽的相關記載，將瑜伽推廣至民間。

❋ **[西元前 300 年]**

瑜伽一詞出現在「優波尼沙 Upanishad（奧義書）」中，明文記載瑜伽理論，被視為是種修行法。

❋ **[西元前 200 年]**

「瑜伽經」於瑜伽推廣期間問世。靠不動身體的簡單體位法和呼吸法就能修煉的「勝王瑜伽」蔚為主流。

❋ **[1300 年]**

納入各種姿勢和呼吸法，以動作集中精神加深冥想的「哈達瑜伽」誕生。

❋ **[1970 年]**

受到「披頭四」造訪瑜伽聖地的影響，美國嬉皮前往印度修行瑜伽。

❋ **[2000 年]**

好萊塢名人以瑜伽為中心的生活方式受到世人矚目。從日本到全球都掀起一股瑜伽熱潮。

瑜伽的基本理念 —— 八支功法

瑜伽的目的，是達到頓悟的境界——「三摩地」。本章節將講述達到該境界的八種必要步驟「八支功法」。快來一睹瑜伽各功法的內容吧！

抵達頓悟終極境地的步驟「八支功法」

修習瑜伽的目的，就是達到頓悟的境界。最古老的瑜伽文獻「瑜伽經」（P.174）曾記載，「八支功法」代表從做好日常生活的思想準備開始，直到抵達頓悟境界的過程，所分成的八個階段。

彙整於西元200年的「八支功法」，至今仍為瑜伽基本信念，被世界各地瑜伽修習者所學習。

瑜伽的八支功法

1 持戒（Yamas）

不對人和社會做出「不應該的行為」。像是不使用暴力（禁暴力）、不說謊（誠實·正直）、不偷竊（不偷盜）、不耽溺於欲望和享樂（禁慾）、不執著（不貪）這五點戒律。提倡切勿因上述行為浪費生命的能量，以及正確使用生命能量的重要性。

2 遵行（Niyamas）

應採取的行動為：維持身心潔淨（清淨）、滿足現況（知足）、努力持續困難的事（苦行）、閱讀聖典、詠唱經文（唸經）、對生存在世心懷感激（祈禱）等五項行為。提倡感恩現況，孜孜不倦向學之心的重要性。

3 體位法（Asana）

明文記載採取適當的姿勢淨化身體是必要的。所謂適當的姿勢，意指瑜伽三要素之一的「體位法」。提倡修習瑜伽體位法的同時，也要觀察在自己體內起了何種變化。

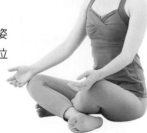

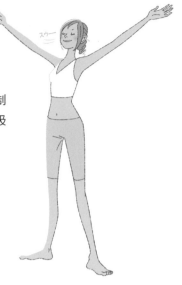

4 調息（Pranayama）

主張「Prana（呼吸）」為調整身心之源，因此記載了控制呼吸的調息術。所謂調息術，就是瑜伽三要素之一的「呼吸法」。

5 制感（Pratyahara）

駕馭分散至五感的意識，凝視自己的內在。將心靈從不安的想法和不必要的訊息當中抽離出來，便能清楚看見最真實的自我。讓心靈和意識與五感進行切割，可先從視覺開始，再循序漸進至其他感覺。

6 專注（Dharana）

更高層次的意識控制法。先將因「制感」而變得清晰的意識穩定下來，接著停留在一點，從雜念、萬籟和疼痛等感覺中獲得解放。「專注」、「冥想」、「三摩地」統稱為「Samyama（總制）」。

7 冥想（Dhyana）

瑜伽的三要素之一，比「專注」更深入的狀態。由於瑜伽的目的是達到頓悟境界，為此必須貫徹以上六個步驟來邁向「冥想」。積極地促使意識集中於一點，讓專注達到極限。意指即使什麼都不做，也能正視靜心自我的狀態。

8 三摩地（Samadhi）

瑜伽的最終階段被稱作是「三摩地」。意指精進「冥想」達到頓悟境界，邂逅真正自我，與宇宙萬物合而為一的狀態。當達到該境界後，便會實際感受到慈愛世間萬物的心境，和平等視眾生的胸襟。

瑜伽的流派

瑜伽由於運動量和方針的差異性，被分成眾多流派。本章節將講述基本流派「勝王瑜伽」、「哈達瑜伽」以及由哈達瑜伽衍生出的六種主流流派的特徵。

世上廣為流傳的
各種瑜伽流派

誕生自印度的瑜伽，在全球各地分成眾多流派。至今瑜伽流派少說也有280種以上，而且數量還在逐年增加。

無論哪種流派，均是以達到頓悟境界為目的。由於接近此目的的方法五花八門，上述方法的不同之處，也可說是流派的差異所在。

現今流行的瑜伽，凡是由體位法、呼吸法和冥想所構成的流派，幾乎都是哈達瑜伽的分支，因此被視為是哈達瑜伽的一部分。本書介紹的所有體位法，均以哈達瑜伽為起點。

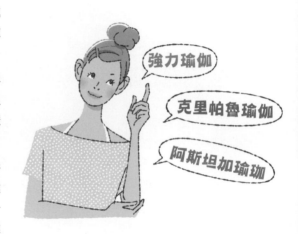

強力瑜伽

克里帕魯瑜伽

阿斯坦加瑜珈

兩種基本瑜伽流派

勝王瑜伽
以冥想為中心
最古老的瑜伽流派

確立於西元前200年，為最古老的瑜伽流派。修習方法為撇開一切動作，僅進行冥想。主要目的是控制心的動向，鍛鍊精神層面，捨棄欲望和執著等情感。是以精神世界為中心的上乘瑜伽流派，又被稱作「古典瑜伽」和「冥想瑜伽」

哈達瑜伽
練習體位法的瑜伽流派
各瑜伽流派的本源

誕生於1300年，是修習體位法、呼吸法和鎖印（P.18）瑜伽流派。「哈」代表陽，「達」代表陰。主要目的是陰陽調和與鍛鍊身心。現今推廣到全球的瑜伽流派中，修習體位法的流派皆隸屬哈達瑜伽，右頁的六種流派均是哈達瑜伽的一種。

阿斯坦加瑜珈

是進行有節奏的動作
運動量大的瑜伽流派

南印度的Sri K. PattabhiJois先生創立的瑜伽。讓動作和呼吸法產生連貫性，連續進行有節奏的各種姿勢，適合高階者。

❋ 推薦給這樣的您！
- 想要有強度運動感
- 想要挑戰高難度的體位法，獲得成就感

艾揚格瑜珈

愛用瑜伽磚
重視正位的瑜伽流派

印度的B.K.S. Iyengar先生創立的瑜伽流派，以解剖學解析瑜伽體位法，重視動作的精確性和調整對位（P.182）。愛用瑜伽磚（P.28）為其一大特徵。

❋ 推薦給這樣的您！
- 想要「力求精確的修習事物」
- 想緩慢的精進修習體位法者

強力瑜伽

於健身房練習
強調體能訓練的瑜伽流派

常見於健身房，重視肌力訓練和冥想，運動要素強烈的瑜伽。以阿斯坦加瑜珈為基礎在美國發展的流派。

❋ 推薦給這樣的您！
- 想積極運動流汗
- 盡情釋放壓力者

希瓦難陀瑜珈

淺顯易懂的解說哲學
任何人皆能輕鬆實踐的瑜伽流派

南印度的Swami˙Sivananda醫師創立的流派。透過體位法、冥想和飲食等方式達到身心健康。著重於靜的要素，也很適合高齡者修習。

❋ 推薦給這樣的您！
- 對傳統體位法和冥想感興趣
- 想循序漸進修習體位法者

克里帕魯瑜伽

擁有高治癒效果
重視冥想的瑜伽流派

由印度的Swami˙Kripalu創立的瑜伽。重視關注事物的原始面貌。優點是擁有高度的放鬆和治癒效果。

❋ 推薦給這樣的您！
- 對傳統體位法和冥想感興趣
- 著重放鬆效果

阿奴薩拉瑜伽

重視姿勢的正確性
以「體貼」為主題的瑜伽流派

瑜伽的主題為「體貼」。任憑身體順暢的流動來加深體位法。和樂融融的上課氛圍也為一大特徵。由美國人John Friend所創立的流派。

❋ 推薦給這樣的您！
- 想要「力求精確的修習事物」
- 希望從課程中獲得積極心態及認同感

以瑜伽活躍脈輪

存在體內的脈輪，就物理層面來說並不存在，但卻與瑜伽有著密不可分的關係。

影響身心能量的7個脈輪

瑜伽是控制身體來調心。脈輪則是控制身心合一的「呼吸（氣）」中樞。

雖然脈輪遍佈體內，但最主要的脈輪共有7個。每個脈輪各自對應身心及不同器官。活躍脈輪，也會提昇其對應的器官機能。

至於活躍脈輪最有效的方法就是瑜伽。以體位法和呼吸、冥想來刺激身心，使脈輪活躍。當所有的脈輪處於活耀狀態時，就會渾身充滿活力並身心健康。此外，脈輪對於精神層面也有巨大影響。因壓力等因素導致脈輪活耀度下降，也會降低身體免疫力，讓人容易生病。

那麼，先來加深各位對於脈輪的了解吧！

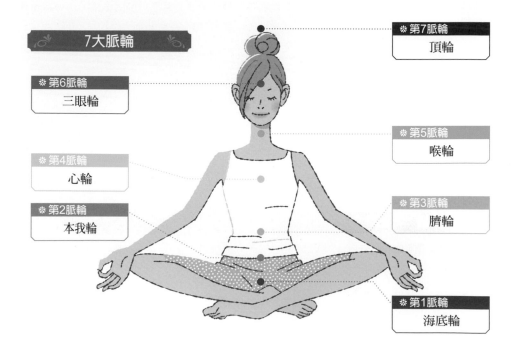

7大脈輪

※第7脈輪
頂輪

※第6脈輪
三眼輪

※第5脈輪
喉輪

※第4脈輪
心輪

※第3脈輪
臍輪

※第2脈輪
本我輪

※第1脈輪
海底輪

❋ 第1脈輪　　　　　Muladhara

海底輪

位於骨盆底部，製造身心根基

位在骨盆底部，使身心趨於安穩，是脈輪的根基。海底輪不發達時健康容易出問題，出現便秘和月經不順等現象。可修習山立式站姿（P.40）和簡易坐（P.60）來活化。

❋ 第2脈輪　　　　　Svadhisthana

本我輪

下腹蓄積力量替身心灌注活力

位在被骨盆和腹肌圍繞的下腹部，使全身充滿力量。本我輪不發達時會出現感受不到幸福、消極等現象。可修習Ｖ字式（P.71）和門閂式（P.75）來活化。

❋ 第3脈輪　　　　　Manipura

臍輪

導引能量方向，激發幹勁

位於腰際，主宰能量的流向。臍輪不發達時，會有幹勁和專注力低落等現象。可修習下犬式（P.148）和新月式（P.134）來活化。

❋ 第4脈輪　　　　　Anahata

心輪

結合自力與他力達到身心協調

位在胸口心跳處，用來連結自我和他人，象徵愛。心輪不發達便會抱怨連連、散發出陰鬱氣息。可修習貓式（P.61）和駱駝式（P.136）來活化。

❋ 第5脈輪　　　　　Vishuddi

喉輪

自然而然坦率的表達感情

位於喉嚨，主宰自己對外的感情和欲求。喉嚨不發達時，會有不善表達情感及腦袋混沌等現象。可修習橋式（P.132）、三角式（P.50）來活化。

❋ 第6脈輪　　　　　Ajna

三眼輪

關注並接受所有事物

位於眼睛上方的眉宇之間，讓人能客觀地審視自我。三眼輪不發達時，容易心胸狹窄和腦充血。可修習樹式（P.96）和三角前彎式（P.154）來活化。

❋ 第7脈輪　　　　　Shagasrara

頂輪　　調整所有脈輪就能超越自我

被視為超越自我的脈輪，位於頭頂上方，並不存在於體內。一旦頂輪活躍，便能確實體會該愛自我和他人，湧現與宇宙萬物融為一體的感受。由於頂輪在體外，不但無法意識更無法激發。唯有第1至6的脈輪調整好後，才會自然而然調整到頂輪。

瑜伽用語集

【體位法】

八支功法的第三階段（座法），瑜伽三要素之一。原先是為練習冥想所採取的姿勢，不過近年被拿來統稱瑜伽的各種動作。　　　　（➡P.17、P.18至21、P.176）

【三眼輪】

脈輪的一種，位在眉宇之間的第6脈輪。亦稱是第三隻眼。經瑜伽活化後，便能掌握到客觀看待一切事物的豁達心境。

（➡P.180）

【艾揚格瑜珈】

練習時會使用各式各樣的瑜伽磚（P.28）讓初學者也能姿勢正確的輕鬆修習體位法的瑜伽流派。會配合各種年齡和身體狀態來進行適當的練習，因此廣受全世界喜愛。創始者為B.K.S. Iyengar。

（➡P.179）

【阿斯坦加瑜珈】

從太陽禮拜式的姿勢開始做起，隨著呼吸持續進行有韻律的動作的瑜伽流派。在歐美名人間頗具人氣，視為是精力充沛的強力瑜伽之原點。
創始者為Sri K. PattabhiJois。（➡P.179）

【心輪】

脈輪的一種，位在胸部中央的第4脈輪。象徵愛，亦稱Heart chakra。經瑜伽活化後，會獲得接受周遭事物的寬闊胸襟並敞開身心。　　　　　　　　（➡P.180）

【阿奴薩拉瑜伽】

是美國人John Friend基於艾揚格瑜伽編整而成的現代瑜伽。從解剖生理學的觀點切入瑜伽，不會帶給身體負擔，無論男女老幼都能按照個人步調來修習。目的是激發出每個人皆具備的潛力。　　（➡P.179）

【調整對位】

配置身體的各部位來符合瑜伽的座法和姿勢。重點在於能夠預防受傷，用正確的姿勢擺位來獲得最大效果。

【印度河流域文明】

西元前2600至1800年繁榮於印度河流域的古印度文明。曾存在超過60個城市。代表性的都市遺跡為摩亨佐‧達羅遺跡和哈拉帕遺跡。　　　　　　　（➡P.174）

【喉輪】

脈輪的一種，位在喉嚨的第5脈輪。主宰對於外界的感情和欲求。經瑜伽活化後，能夠展現真正自我。　　　（➡P.180）

【吠陀經】

西元前1200年問世，是集合印度婆羅門教知識於大成的聖典總稱。此時瑜伽已誕生，是首度記載瑜伽的文獻，據說是此聖典讓瑜伽推廣到民間。　　（➡P.174）

【勝利呼吸】

屬於胸式呼吸法，亦稱Ujjayi Breath。特徵是以鼻子進行呼吸，彷彿從由喉深處發出摩擦的聲響。有意識的呼吸可提昇專注力，達到安定心神的效果。　　（➡P.25）

【優波尼沙（奧義書）】

從西元前800到200年以後，於印度編纂的書籍的總稱。於西元前300年左右彙整的「卡達奧義書」首度使用「瑜伽」一詞，並給予明確定義。　　（➡P.174）

【心念呼吸】

古典呼吸法的一種，亦稱數數呼吸法。特徵是使呼氣與吸氣等長，在呼吸中途吸氣後，加入中斷吐氣的止息步驟。讓心靈趨於沉靜，容易精神統一。

（➡P.25）

【頭顱清明呼吸】

肺的淨化法。也被算成是一種呼吸法。呼吸時，縮起腹部以鼻子短促的吐氣，然後放鬆腹部，進行自然悠長的吸氣。重複此呼吸可達到淨化肺鼻及醒腦的效果。

（➡P.25）

【遵行】

八支功法的第二階段。亦稱Niyamas，教人在日常生活中要積極實踐五件事：清淨、知足、苦行、唸經、祈禱。

（➡P.176）

【制感】

八支功法的第五階段。
亦稱Pratyahara，控制五感抽離外界的刺激，凝視自己的內在。　　（➡P.177）

【完全呼吸】

腹式呼吸搭配胸式呼吸，用整個上半身來呼吸的呼吸法。能讓所有與呼吸相關的骨骼和肌肉，像是橫隔膜、腹肌、肋骨等派上用場，能夠攝取到最大限度的氧氣。

（➡P.25）

【胸式呼吸】

靠著附著在胸部肋骨的肋間肌來擴胸的呼吸法。雖然是日常主要的呼吸方式，但修習瑜伽時會意識到胸廓擴大來進行深長的吸氣，然後縮胸緩緩吐氣。　　（➡P.24）

【持戒】

八支功法的第1階段。亦稱Yamas。遵守日常五大戒律：禁暴力、誠實、正直、不偷盜、禁慾、不貪。　　（➡P.176）

【克里帕魯瑜伽】

傳統的姿勢搭配呼吸法、冥想和放鬆，達到身心調和的瑜伽流派。重視姿勢的調整對位。基於Swami˙Kripalu先生的指導，由Amrit Desai先生推廣。　　（➡P.179）

【呼吸・呼吸法】

瑜伽三要素之一。也稱作調息，Pranayama。有意識的呼吸將氣納入體內循環，達到控制心靈的目的。　　（➡P.17、P.22至25）

【數論學派】

於西元前300年至西元後400年被體系化的印度正統婆羅門教六派哲學之一。「瑜伽經」是基於該學派的思想所撰寫而成的瑜伽理論。　　（➡P.174）

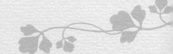

【頂輪】

脈輪的一種，位於頭頂上的第7脈輪。是超越自我後的脈輪。當第1至6的脈輪全都活化後就會獲得調整，逐漸能關注世間萬物。　　　　　　　　　　　（➡P.181）

【梵語】

於西元前4世紀體系化的印度泛用語，亦稱Sanskrit。該語言現今幾乎沒有使用，但瑜伽相關的文獻都是以該語言所編纂，因此被視為瑜伽的共通語言。

【三摩地】

八支功法的第8階段。亦稱Samadhi。是加深冥想，達到頓悟境地之意，達到超越自我、對萬物一視同仁的狀態。

（➡P.177）

【希瓦難陀瑜珈】

由Swami˙Sivananda先生創立，弟子Swami Vishnudevananda確立形式。重視姿勢、呼吸法和冥想三要素，目的是用12種基本姿勢來開啟脈輪。

（➡P.179）

【專注】

八支功法的第6階段。亦稱Dharana，藉由將意識集中於一點，從各種雜念之中獲得解脫。　　　　　　　　　　　（➡P.177）

【本我輪】

脈輪的一種，位於下腹部的第2脈輪。亦稱創造脈輪。經瑜伽活化後，全身會充滿力量並湧現熱情。　　　　　（➡P.180）

【太陽禮拜式】

瑜伽的基礎課程。
亦稱Surya Namaskar。經常被當作熱身運動在開頭練習，反覆進行13個連續體位法動作。達到暖身、燃燒脂肪和鬆開肌肉的效果。　　　　　　　　　　（➡P.36）

【脈輪】

循環於全身的能量之控制中樞。身體共有七大脈輪，可經由瑜伽來活化脈輪，提昇每個脈輪各自對應的身心機能。

（➡P..27、180）

【調息】

八支功法的第4階段。
亦稱Pranayama。與呼吸法同義。

（➡P.177）

【燭光冥想法】

冥想法的一種，亦稱眼睛淨化法、一點凝視法。不眨眼的凝視像蠟燭等特定物體的冥想法。有恢復眼睛疲勞、提昇眼睛功能、淨化身心和提高集中力的效果。

（➡P.27）

【哈達瑜伽呼吸】

使體內陰陽調和的呼吸法。「哈」是太陽（陽），「達」是月亮（陰）。瑜伽認為右鼻腔是銜接太陽的氣道，左邊則是月亮，左右鼻腔交互呼吸，可達到身心放鬆的效果。　　　　　　　　　　（➡P.25）

【哈達瑜伽】

調整呼吸修習各種姿勢的瑜伽流派。「哈」為吸氣，「達」為吐氣。經由專注動作來加深冥想，引發出身體的潛在能量。　　　　　　　　　　　（➡P.178）

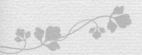

【八支功法】

「瑜伽經」有記載是「精進瑜伽的8步驟」，亦稱Ashtanga。為持戒、遵行、體位法、調息、制感、冥想、專注、三摩地。 （➡P.176）

【強力瑜伽】

為阿斯坦加瑜珈和艾揚格瑜珈為基礎，增添肌力運動和冥想要素的瑜伽流派。特徵是連續修習動與靜的姿勢，運動量大。擁有瘦身和鍛鍊肉體的效果，受到好萊塢名人的歡迎，點燃了2000年瑜伽風潮。Bryan Kest 是美國第一位修習強力瑜伽的人。 （➡P.179）

【鎖印】

是哈達瑜伽中，用來鍛鍊身心的一種技法。也有鎖住的含意。修習體位法時，彷彿要調整呼吸般收縮喉嚨、下腹部、會陰部。 （➡P.18）

【腹式呼吸】

收縮橫隔膜的呼吸法。先輕輕吐氣後，以鼻子深吸氣使腹部膨脹，從鼻緩緩吐氣使橫隔膜塌攏。讓血液流動順暢，獲得放鬆感。 （➡P.24）

【Prana】

全身循環的氣、能量。瑜伽會修習各式各樣的姿勢和呼吸法，將氣息的流動操控自如，進而控制心靈。 （➡P.17、P.22）

【瑜伽輔助用具】

修習瑜伽時，為了姿勢正確和穩固動作的輔助用品。像是瑜伽磚、伸展帶、瑜伽枕和毛毯等。特別是艾揚格瑜伽極為常用。 （➡P.28）

【臍輪】

脈輪的一種，位於腰部的第3脈輪，亦稱情感脈輪。經瑜伽活化後，會湧現幹勁積極向前，提昇專注力。 （➡P.181）

【Mantra（真言）】

神聖祈禱的語言。於冥想中讀頌來集中意識，達到安定心神的效果。 （➡P.27）

【海底輪】

脈輪的一種，位於骨盆底部的第1脈輪，也是最根本的脈輪。經瑜伽活化後，可獲得自信，開始會正面思考。 （➡P.180）

【冥想】

八支功法的第7階段，瑜伽三要素之一。亦稱參禪、無心、靜坐。意識超脫日常和對象，達到深度靜心的狀態。 （➡P.17、P.26至27、P.177）

【瑜伽經】

西元前200年至西元後400年，由波顛闍利（Patanjali）語言學家整理成書的瑜伽經典。是現存最古老的瑜伽文獻。基於印度數論派哲學思想編寫而成。 （➡P.174）

【勝王瑜伽】

主要以簡單的座法和呼吸進行冥想的瑜伽流派。記載於「瑜伽經」的古典瑜伽，帶給現今瑜伽深遠的影響。 （➡P.178）

【流派】

瑜伽的種類和方式。從同個流派能夠衍生出好幾種流派，因此世界上存有無數個瑜伽流派。例如阿斯坦加瑜珈和強力瑜伽等修習體位法的流派，皆是從哈達瑜伽衍生而出。 （➡P.178）

Asana Index
效果別索引【身體層面】

Asana Index
效果別索引【身體層面】

Asana Index
效果別索引【精神層面】

完美體態UP！
重新擁有迷人好身材！

一天一招躺著做

告別 水桶腰 大象腿 河馬臀

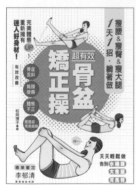

**超有效骨盆矯正操：瘦腰&瘦臀&瘦大腿
1天1招‧躺著做&肌肉**

作者：松岡博子
定價：199元
規格：18.2 x 25.7 公分‧30頁‧雙色

本日曆中以「身體均整法」介紹了連續30日的伸展操及體操，目的在於調正歪斜的骨骼跟肌肉。只要跟著書中的動作確實進行，就可以感受到身體正在逐步改善。接下來就讓我們一起來矯正歪斜的骨盆，雕塑健康且曲線完美的下半身吧！

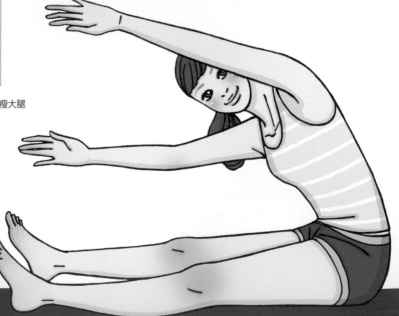

遠離病痛，從「腳」的保養開始！

脚就如「第二顆心臟」，對身體來說是非常重要的部位！《黃帝內經》：「人之衰老始於足，足血盈則身心健」，健康指標——「腳」的自癒之道！等於：體態調整 × 骨盆矯正 × 鍛鍊肌肉 × 健走慢跑。只要腳趾頭活絡，全身就健康了！

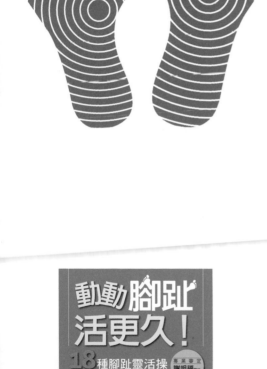

動動腳趾，活更久！18種腳趾靈活操，保健骨骼&肌肉

作者：中村考宏
定價：280元
規格：17×23公分．224頁．單色

【SMART LIVING 養身健康觀】92

全圖解
正確學瑜伽（暢銷版）

94種標準瑜伽姿勢完全解析！

監　　　　修／Watamoto YOGA Studio RIE
譯　　　　者／亞緋琉
審　　　　定／李郁清
發　　行　　人／詹慶和
選　　書　　人／Eliza Elegant Zeal
執　行　編　輯／白宜平・陳姿伶
校　　　　潤／胡蝶琇
編　　　　輯／蔡毓玲・劉蕙寧・黃璟安
　　　　　　　陳昕儀
封　面　設　計／李盈儀・陳麗娜
內　頁　排　版／李盈儀
美　術　編　輯／周盈汝・韓欣恬
出　　版　　者／養沛文化館
郵政劃撥帳號／18225950
戶　　　　名／雅書堂文化事業有限公司
地　　　　址／新北市板橋區板新路 206 號 3 樓
電　子　信　箱／elegant.books@msa.hinet.net
電　　　　話／(02)8952-4078
傳　　　　真／(02)8952-4084

KORE ISSATSU DE KICHIN TO WAKARU
YOGA supervised by Watamoto YOGA Studio
RIE
Copyright© Watamoto YOGA Studio
Copyright© 3season Co.,Ltd.
All rights reserved.
Original Japanese edition published by Mynavi
Corporation
This Traditional Chinese edition is published by
arrangement with Mynavi Corporation, Tokyo in
care of Tuttle-Mori Agency, Inc., Tokyo through
Keio Cultural Enterprise Co., Ltd., New Taipei
City, Taiwan.

Staff

設計 ──────── 島村千代子
攝影 ──────── 平安名栄一
造型 ──────── 氏家恵子
插畫 ──────── 小野寺美恵
模特兒 ─────── 力ヨ、sayaka
　　　　　　　　（Watamoto YOGA Studio）
協助執筆 ────── 木村亜紀子、森田奈央
編輯・構成・執筆 ── 株式会社スリーシーズン
　　　　　　　　（花澤靖子、朽木 彩）
企劃・編輯 ───── 佐藤望、庄司美穂
　　　　　　　　（Mynavi Corporation）
服裝協助 ────── easyoga
　　　　　　　　http://www.easyogashop.jp
　　　　　　　　チャコット
　　　　　　　　http://www.chacott-jp.com
攝影協助 ────── Yoga works（ヨガワークス）
　　　　　　　　http://www.yogaworks.co.jp

國家圖書館出版品預行編目 (CIP) 資料

全圖解 . 正確學瑜伽：94 種標準瑜伽姿勢完全解析！
/ Watamoto YOGA Studio RIE 監修；亞緋琉譯 .
-- 二版 . -- 新北市：養沛文化館出版：雅書堂文化發
行，2020.08
　面；　公分 . -- (SMART LIVING 養身健康觀；92)
ISBN 978-986-5665-84-5(平裝)

1. 瑜伽

411.15　　　　　　　　　　　　　　109010343

2015 年 3 月初版一刷
2020 年 8 月二版一刷　定價 380 元
經銷／易可數位行銷股份有限公司
地址／新北市新店區寶橋路 235 巷 6 弄 3 號 5 樓
電話／(02)8911-0825
傳真／(02)8911-0801

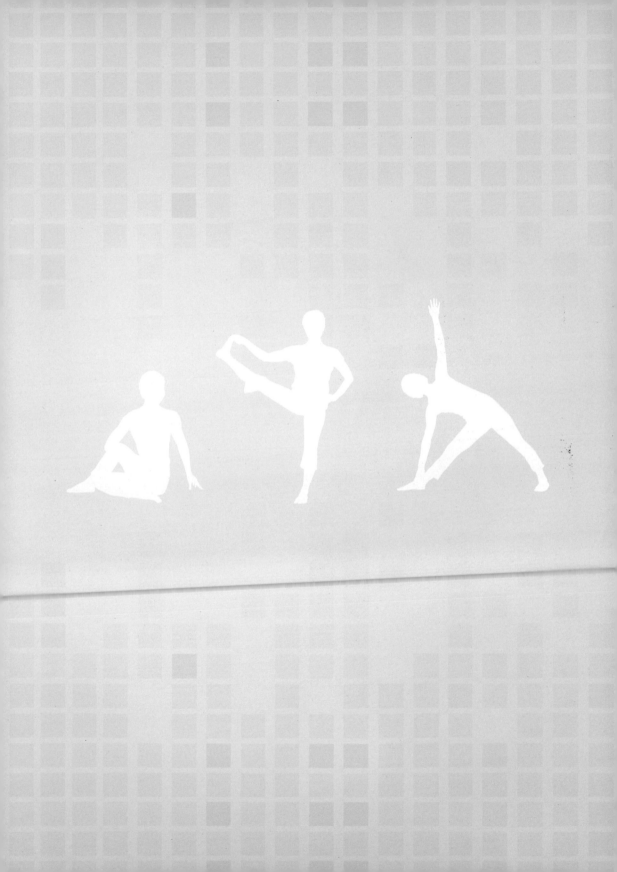

YOGA

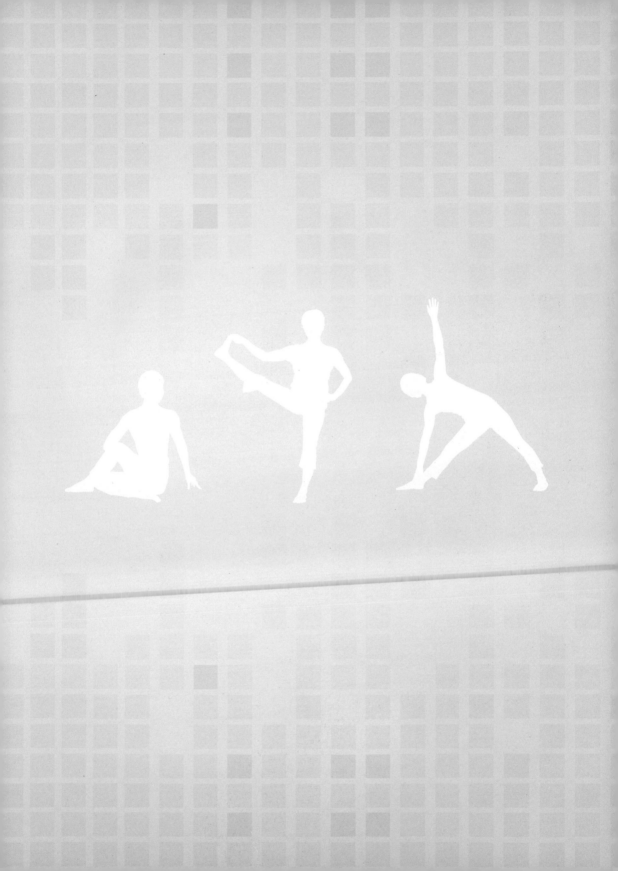

YOGA